现场急救规范化培训手册
（基础篇）

Standardized Training Manual for On-site First Aid
(Basis)

青岛市急救中心　编著

中国海洋大学出版社
· 青岛 ·

图书在版编目（CIP）数据

现场急救规范化培训手册 . 基础篇／青岛市急救中心编著 . -- 青岛：中国海洋大学出版社，2024.5

ISBN 978-7-5670-3838-7

Ⅰ . ①现… Ⅱ . ①青… Ⅲ . ①急救-技术培训-手册 Ⅳ . ① R459.7-62

中国国家版本馆 CIP 数据核字（2024）第 083051 号

出版发行	中国海洋大学出版社		
社　　址	青岛市香港东路 23 号	邮政编码	266071
出 版 人	刘文菁		
网　　址	http://pub.ouc.edu.cn		
订购电话	0532-82032573（传真）		
责任编辑	邵成军	电　　话	0532-85902533
印　　制	日照日报印务中心		
版　　次	2024 年 5 月第 1 版		
印　　次	2024 年 5 月第 1 次印刷		
成品尺寸	210 mm×285 mm		
印　　张	12.25		
字　　数	280 千		
印　　数	1—1 000		
定　　价	95.00 元		

·编委会·

主 编

辛善栋

副主编

王君业　冉　飘　李　斌　侯雪芹　张立坤
林爱进　邹晓艳　尹爱兵　马艳华　王玉俊
袁文娜　王　秋　李冬梅

编委（按姓氏笔画排列）

井国防　王衍勋　台　刚　汤　青　刘　纯
刘万来　牟　斌　李宗志　别秀英　张忠森
赵　静　赵建建　贺　军　高玉欣　展琳琳
阎　锟　董　跃　路　明　魏福骙

操作展示（按姓氏笔画排列）

冉　飘　牟　斌　李　斌　李宗志　张立坤
赵　静　赵建建　贺　军　展琳琳

插画设计工作室

青岛市花生美术　宋　芸

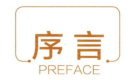

序言
PREFACE

健康是家庭幸福生活的基础，是经济社会发展的必要条件，是国家富强的重要标志，更是实现中华民族伟大复兴中国梦的基石。随着城市社会经济的发展，生活节奏的加快，以及社会老龄化的日益加剧，心脑血管等各类急慢性疾病患病率呈持续上升趋势，意外伤害、事故灾难等亦时有发生。据统计，我国罹患心血管疾病的患者预估为3.3亿人次，40岁及以上人群脑卒中现患人数达1 242万，经EMS接诊的院外心脏骤停发病率约为97.1/10万……健康问题、生命安全已悄然成为全社会关注的焦点。

党中央、国务院高度重视人民群众的健康，把保障人民健康放在优先发展的战略位置，全面推进"健康中国"建设。《健康中国行动（2019—2030年）》向世界展现了"健康中国"建设的宏伟蓝图，首次提出"每个人都是自己健康的第一责任人"的健康理念，倡导社会公众学习并掌握急救知识技能，为实现"共建共享、全民健康"的战略目标而努力。

"健康中国，急救先行"，院前急救是守护人们生命健康安全的"第一线"，而公众急救素养的提高，则是筑牢急救体系建设的基石。《中国心脏骤停与心肺复苏报告（2022年版）》指出，我国经EMS救治的院外心脏骤停患者中，自主循环恢复率仅为1.3%，CPR培训合格的公民不到全国人口的1%，旁观者CPR的实施率为17%，公众使用AED率不足0.1%。公众对于常见急症的识别与急救、创伤救护、灾难事故救援等应急救护知识，掌握率同样较低。当健康遭遇急病，生命面临威胁时，公众是否会急救，能否正确急救，是否愿意出手急救，对于守护城市平安、保障生命安康尤为关键。

为大力推进急救知识与技能的普及化培训，提高我市社会急救培训的标准化、同质化水平，确保社会公众学习掌握实用、规范、正确的急救知识与技能，提升公众自救互救能力，市急救中心组织急救领域专家编写了本书。全书共分为八章五十八节，针对社会公众现场施救培训设计，充分对标国际急救新理念、新标准，结合我市社会急救培训工作实际需求，围绕社会公众最关注的急救健康问题，以贴近公众的视角，贴近公众的语言，从社会急救体系发展、法律法规、现场急救流程、急救基本技术、常见急症急救、创伤救护、中医急救等内容方面进行了深入浅出和图文并茂的介绍，为公众学习急救指明了学习目标，提供了正确、实用的参考，是一本兼具理论性、实用性的公众急救普及教材。

这本书将作为我市社会急救培训专用教材，通过出版发行和推广使用，有效指导我市社会急救培训工作同质化、规范化开展，并为国内院前急救同行提供借鉴与参考，对于提高全市急救普及化培训的质效，提升公众急救知识和技能的规范掌握率，推动"大融合、大急救、大健康"急救事业快速发展起到积极的促进作用。

  本书编者均为多年从事急诊、急救及急救培训工作的医务人员，具有丰富的急救临床与培训教学经验。在编写过程中，我们广泛参阅了包括国内外相关文献、指南及专家共识、专著、科普文章等在内的大量医学文献资料，并邀请急诊、急救、中医领域专家给予指导。本书力求理论性和实践性强，但难免存在疏漏和不足，恳请专家学者指正。

编 者

2024 年 4 月

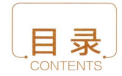
目 录
CONTENTS

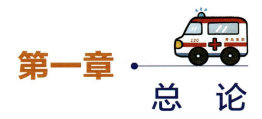

第一章

总 论

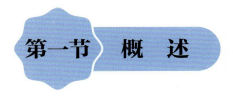

第一节　概 述

学习目标

掌握社会急救的概念;了解社会急救的目的与意义。

一、社会急救的概念

社会急救是指突发疾病或意外事故发生时,由施救者(非医疗急救人员)在专业急救人员到达之前实施的基础性救护活动,即公众开展的自救互救,其急救主体是公众,发生场所可包括家庭、社区、校园、商场等居家环境或公共场所,是公众在事发现场自发、志愿实施的紧急救护行为。

二、社会急救的内容

(一)确保安全

在提供紧急救护措施时,对自身和伤病者的安全加以保护,避免二次伤害的发生。

(二)判断病情

早期识别警示征象,初步判断病情,快速采取行动。

(三)呼救

拨打 120 急救电话,启动应急反应系统,并请现场旁观者就近获取急救箱或 AED。必要时,还需要呼叫 110、119、122 等。

（四）施救

1. 遵从 120 调度员电话急救指导，保持手机畅通。

2. 与现场其他旁观者做好分工，协调配合开展急救，提高紧急救护效率。

3. 根据具体伤病情，正确实施紧急救护措施，如 CPR、AED 除颤、止血包扎固定，持续观察、照顾伤患，给予其心理安慰，以保障伤患在等待专业急救前的安全与稳定。

（五）交接

及时接应救护车，与专业急救人员完成交接，如实汇报现场情况、患者病情、施救经过等信息。

（六）转运

协助专业急救人员救治、搬抬及转运患者。

三、社会急救的目的和意义

（一）社会急救的目的

1. 正确施救，挽救生命。

2. 减轻伤病员痛苦，稳定病情。

3. 改善预后，减少二次伤害。

4. 为伤病员争取时间，以便进一步的医疗救治。

（二）社会急救的意义

随着城市社会经济的发展，生活节奏的加快，加之社会老龄化趋势的日益凸显，各种急慢性疾病、心脑血管患病人群居高不下，意外伤害、事故灾难等亦时有发生。相关文献资料显示，心脑血管疾病和意外伤害已成为居民死亡的主要原因之一。根据世界卫生组织统计，全世界每年约 20% 的创伤患者因伤后没有得到及时的现场救治而死亡，心肌梗死患者病例中有 70% 是因为发病时得不到有效施救，来不及到医院就诊而死于现场或转送途中。每年因心脏骤停死亡人数高达 54 万，90% 发生在院外，这意味着每分钟便会有 1 人死于心脏骤停。时间就是生命！由社会公众为主体参与的社会急救是院前医疗急救服务的有益补充，与院前急救高效地衔接，能有效构建"5 min"急救圈，大幅提前急救开始时间，可以最大程度挽救患者生命。因此，第一时间、第一现场、第一目击者实施急救至关重要，发展社会急救意义重大，将为挽救生命争取到极为宝贵的时间，从而降低伤残率，提高抢救成功率，减少死亡率，给更多急危重症患者带来生存和康复的希望。

课后复习题

1. 开展社会急救的主体是（　　　　）。

    A. 医疗机构医务人员　　　　　　　　B. 院前急救人员

    C. 社区卫生院医务人员　　　　　　　　D. 社会公众

2. 社会急救不包括（　　　　）。

    A. 尽早拨打 120 急救电话，启动应急反应系统

B. 在救护车到达前,开展必要的紧急救护

C. 注意自身及患者的安全防护

D. 应等待专业急救人员救援,不必采取自救措施

3. 下列关于社会急救的目的描述错误的是(　　)。

A. 正确施救,挽救生命　　　　　　　　　B. 减轻痛苦,稳定病情

C. 加强病情观察,以便与急救人员做好病情交接　D. 减少二次伤害

第二节　社会急救体系的构建与发展

学习目标

了解社会急救体系的构建与发展情况。

一、社会急救体系建设的必要性

社会急救体系的建设水平关系到人民群众的生命健康安全,是政府的一项民生工程,也是反映一座城市文明发展程度的重要标志。它与院前急救、院内急诊共同构成公共卫生"大急救"服务体系,是急诊医疗服务体系"四环"中不可替代的首要环节。目前,我国城市院前急救专业人员到达现场的平均时间为 10 ~ 15 min,即院前急救的"空窗期"时间。以心脏骤停急救为例,其黄金抢救时间为 4 ~ 6 min,每延迟 1 min,抢救成功率下降 7% ~ 10%,超过 10 min,抢救成功率几乎为"零"。当有患者突发疾病或意外伤害时,院前急救人员难以在黄金抢救时间内到达现场施救。由现场第一目击者为患者实施力所能及的紧急救护,如启动应急反应系统、实施 CPR、尽早 AED 除颤、解除气道异物梗阻、给予止血包扎固定,也包含自救,能有效填补急救"空窗期"时间,为专业的院前急救和入院后治疗赢得时间与机会。

二、社会急救体系建设的背景和现状

美国、英国、法国、日本、新加坡等国家自 20 世纪 90 年代早期,即通过公众启动 AED 除颤计划,广泛开展公众急救知识与技能培训,鼓励现场目击者借助公共场所 AED 对心脏骤停患者进行除颤。120 急救调度指挥是城市的应急指挥中枢,当心脏骤停等危及生命的事件发生时,可以在第一时间获取呼救事件信息,其强大而先进的调派指导和精准的定位导航,能在生命危急时刻,将患者-急救志愿者(第一目击者)-AED-急救人员高效衔接。紧急医疗服务调度中心广泛利用智能手机应用程序等互联网技术开展覆盖社区及公共场所的 AED 计划,将受过 CPR 培训并注册的急救志愿者及 AED 纳入院前急救服务系统,调派就近急救志愿者在急救"空窗"时间内参与急救,为院前心脏骤停患者提供早期 CPR 和除颤,从而有效提升院前心脏骤停救治成功率。

我国社会急救体系建设尚处于起步阶段，公共场所 AED 等急救设施配置不完善，急救志愿服务管理不规范，急救志愿者体量规模小，公众的急救知识普及率均较低。根据《中国心脏骤停与心肺复苏报告（2022 年版）》和山东大学开展的全国性院外心脏骤停注册登记调查研究–BASIC 统计数据显示，我国七大区经 EMS 接诊的院外心脏骤停总体发病率高达 97.1/10 万，但在经 EMS 救治的院外心脏骤停患者中，自主循环恢复率仅为 1.3%，远低于欧美国家的水平，现场旁观者复苏比例、AED 使用率低是重要原因。截止到 2010 年，我国 CPR 培训合格的公民不到全国人口的 1%；旁观者 CPR 的实施率为17%；公众使用 AED 率不足 0.1%。以上数据均反映出我国社会急救体系建设的薄弱或缺失。

三、青岛市社会急救体系建设

社会急救体系建设与完善是一项综合的、长期的社会化系统工程，包括社会急救相关的政策规范的制定、保障机制的建立、公众急救知识的普及培训与宣传、急救志愿者的招募与组建管理、AED 配置的规划与布局等方方面面，更需要政府、卫生应急、急救中心、各级医疗机构、学术团体、公益组织以及社会各界的共同重视，协同参与，才能确保健康有序发展。近年来，青岛市积极推动全民急救能力建设，通过建设院前急救健康教育基地，开展"第一响应人"应急救护证书培训市办实事项目，在全市多个区域投放 AED 等举措不断提升全民急救普及率，不断完善社会急救网络体系，为百姓撑起健康安全的"守护伞"。2007 年，青岛市急救中心挂牌成立青岛市院前急救健康教育基地，将急救科普普及教育列入保障人民群众生命健康安全的重要民生项目，大力开展"救在身边"急救志愿服务项目，打造社会化急救培训宣教品牌，通过不断培养和造就"急救使者"，最大广度和深度地将急救基本知识与技能传递至各行各业。创新构建"智慧急救"＋"志愿急救"与传统急救相融合的急救新模式，借助"互联网＋"急救信息化技术，在派出救护车的同时，调派急救志愿者携 AED 先行参与现场急救，并电话指导现场第一目击者紧急救护，将 120 调度、第一目击者、急救志愿者、急救专业人员及 AED 有效串联，初步构建起青岛社会急救模式体系，有效缩短急救"空窗期"时间，提高急危重症患者抢救成功率。

课后复习题

1. 公共卫生"大急救"服务体系不包含下列哪项？（　　　）

    A. 社会急救   B. 院前急救

    C. 院内急诊   D. 康复

2. 与社会急救体系的建设完善不相关的是哪项？（　　　）

    A. 相关政策法规的出台与制定   B. 加强急救队伍专业化培训

    C. 公众急救普及化培训   D. 急救志愿者的保障激励机制的建立

3. 《中国心脏骤停与心肺复苏报告（2022 年版）》中关于旁观者 CPR 实施率、AED 使用率描述正确的是（　　　）。

    A. 17%；<0.1%   B. 6%；1%

    C. 10%；<2%   D. 15%；5%

第三节　法律法规

了解社会急救相关的法律法规。

我国社会急救工作与众多发达国家和地区相比差距明显,由于缺乏立法为抢救生命保驾护航,普遍存在"不会救、不便救、不敢救"的问题。近年来,国家层面及北京、深圳、上海、杭州、南京等地相继出台与社会急救相关的地方条例,通过弘德立法,引导、支持公众参与现场救护,倡导推动全社会形成良好的社会急救氛围。

一、《院前医疗急救管理办法》

2014年2月1日,国家卫生和计划生育委员会(现更名为国家卫生健康委员会)施行的《院前医疗急救管理办法》第29条规定:"急救中心(站)和急救网络医院应当向公众提供急救知识和技能的科普宣传和培训,提高公众急救意识和能力。"该办法明确了院前急救医疗机构在院前急救社会化培训中的职能。

二、《中华人民共和国民法典》

2020年5月28日正式实施的《中华人民共和国民法典》的第184条规定:"因自愿实施紧急救助行为造成受助人损害的,救助人不承担民事责任。"这从法律层面解决了"没人敢救"的问题,为社会公民"敢救"提供了法律保障,解决了后顾之忧。

三、《青岛市社会急救医疗管理规定》

2017年3月20日施行的《青岛市社会急救医疗管理规定》(青岛市人民政府令第253号)明确规定:"鼓励卫生行政部门、红十字会、社会志愿组织等部门广泛开展社会急救普及培训工作;鼓励具备急救专业技能或者获得红十字救护员证等医疗救护证书的人员,对急、危、重伤病员实施紧急现场救护;鼓励其他现场人员在市急救中心调度员、社会急救医疗工作人员的指导下实施紧急救护。在配置有自动体外除颤仪等急救器械的场所,经过培训的人员可以使用自动体外除颤仪等急救器械进行紧急现场救护。"

四、《中华人民共和国基本医疗卫生与健康促进法》

2019年12月28日第十三届全国人大常委会第十五次会议审议通过的《中华人民共和国基本医疗卫生与健康促进法》第27条规定:"卫生健康主管部门、红十字会等有关部门、组织应当积极开展急救培训,普及急救知识,鼓励医疗卫生人员、经过急救培训的人员积极参与公共场所急救服务。公共场所应当按照规定配备必要的急救设备、设施。"

五、《健康中国行动（2019—2030 年）》

《健康中国行动（2019—2030 年）》的健康知识普及行动中提出了"掌握基本的急救知识和技能的目标"，为提高全民健康素养水平，开展应急急救健康教育工作提供了遵循要求。

六、《关于做好首批全国学校急救教育试点建设和管理工作的通知》

2022 年，教育部办公厅下发《关于做好首批全国学校急救教育试点建设和管理工作的通知》，明确要求："在首批 201 家全国急救教育试点学校开展学校急救知识普及、急救设施配备、急救技能培训等工作，探索校园急救技能证书试点建设工作，形成可复制、可推广的急救教育经验做法，推动学校强化急救教育。"

课后复习题

1. 《院前医疗急救管理办法》的正式施行时间是（　　　　）。
   A. 2014 年 2 月 1 日 　　　　　　　　　　B. 2015 年 2 月 2 日
   C. 2016 年 3 月 5 日 　　　　　　　　　　D. 2014 年 1 月 2 日
2. "因自愿实施紧急救助行为造成受助人损害的，救助人不承担民事责任"由（　　　）明文规定。
   A. 《青岛市社会急救医疗管理规定》 　　　B. 《中华人民共和国民法典》
   C. 《院前医疗急救管理办法》 　　　　　　D. 《健康中国行动（2019-2030 年）》

第四节　安全与个人防护

学习目标

了解现场环境的风险因素；了解标准防护措施与注意事项。

紧急救护现场，往往形势复杂、情况多样，极有可能存在着各种风险因素，威胁施救者和患者生命安全。"环境安全"是施救者实施现场救护的"基础"，只有确保环境安全，正确防护，才能避免伤害，有效救助他人。

一、现场环境风险因素

（一）主要风险因素

主要风险因素包括以下内容：交通事故中受损的汽车发生起火、爆炸或再次倾覆；脱落的高压电线或其他带电物体；化学物质、腐蚀性物质、放射性物质等泄漏；发生自然灾害，如洪水、泥石流、海啸、雷电等;地面湿滑,有磕绊的杂物或锐利的金属和玻璃等;地震后的建筑物倒塌,余震的发生;有毒气体,如一氧化碳;其他危险因素,如酷暑或严寒,存在毒蛇、野蜂等伤害人的动物等。

(二)暴露风险因素

救护人员在施救过程中有可能接触到患者的血液、体液等或各类病原体,未防护或未规范防护均会造成暴露感染的风险。

(三)暴力威胁风险因素

主要包括:精神障碍患者、醉酒者因自控力差,容易对救护人员造成身体伤害;施救者的救护行为不被患者或家属认可理解,从而发生对施救者的辱骂、伤害等安全事件。

二、如何做好现场安全防护

施救者在参与救援之前,首先要评估环境的安全性(见图 1-1),通过眼看、耳听、鼻嗅等方法对患者所处环境进行全面观察、评估,在确保安全的前提下施救。

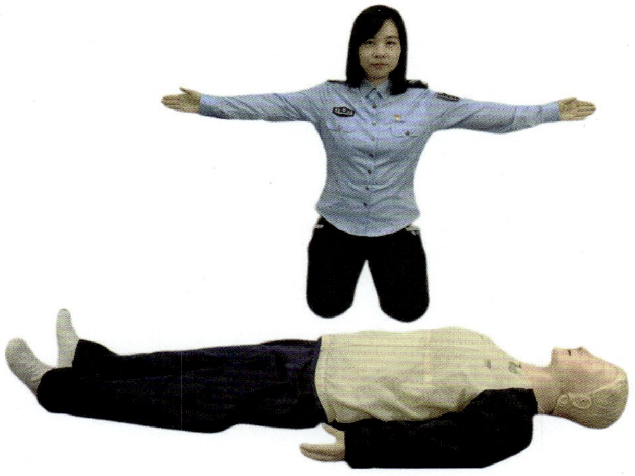

图 1-1 判断环境安全

(一)表明身份,取得配合

正面接触患者,向患者或者亲友表明身份,说明急救意图,取得其同意和配合后再施救。

(二)安全防护措施

戴防护手套,必要时穿隔离衣、戴防护面屏等,避免血液、体液喷溅污染;关闭受损汽车的发动机,防止起火爆炸;同时拉起手刹,防止车辆滑动;在车后位置放置警示标志;抢救触电者时,首先安全切断电源;室外遇雷雨天气时,应注意避开高压线、大树;在极端气温下,要注意防暑或保温;如现场环境不安全,或施救者不能通过紧急措施使环境变得安全,应立即将患者转移至安全环境后施救;如遇到不能排除的危险,施救者应在安全区域报警求助,争取专业救援人员支援。

三、标准防护

(一)定义

标准防护措施是针对患者和救护人员采取的一组预防感染措施,是基于患者的血液、体液、分泌物

（不包括汗液）、非完整皮肤和黏膜均视为可能含有感染性因子，需要隔离。救护人员接触这些物质或接触非完整的皮肤与黏膜时，必须采取防护措施，既要预防经血液传播的疾病，又要预防非经血液传播的疾病。同时强调双向防护，防止疾病在患者与救护人员之间双向传播。根据传播途径采取接触、空气、飞沫隔离等隔离措施。

（二）相关要求

主要包括：标准防护针对所有为患者实施操作的全过程；不论患者是否确诊或可能感染传染病均应采取标准防护；根据暴露的风险程度、疾病的传播途径，选择佩戴合适的个人防护装备，重视并落实手卫生。

（三）个人防护装备选择使用与注意事项

个人防护装备（Personal Protective Equipment，PPE）是指为了最大限度地减少暴露于施救场所引发严重伤害和疾病危害而穿戴的设备，包括口罩、手套、护目镜或防护面屏、医用帽子、隔离衣等。在选择PPE时，要考虑预期暴露类型，可能的病原体传播方式，以及针对施救工作所使用PPE的耐用性、适用性与合身性，注意科学、适度、规范使用原则。

注意事项：与患者近距离接触操作时，建议佩戴医用口罩；进行可能接触患者体液、血液、排泄物、分泌物的操作时，如接触患者伤口、处理污染的物品时，需戴手套；施救者有手部皮肤破损时需戴双层手套；有可能发生血液、体液飞溅到施救者面部时，应佩戴具有防渗透性的口罩、护目镜；有可能发生血液、体液大面积飞溅污染施救者身体时，应穿戴具有防渗透性的隔离衣或者围裙；实施人工呼吸时，选择使用一次性呼吸防护膜或呼吸面罩（见图1-2）。

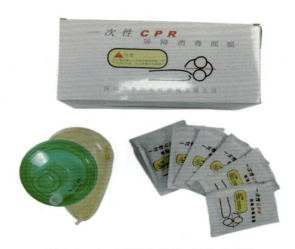

图1-2　人工呼吸防护膜、便携式面罩

口罩遇污染或潮湿应及时更换。一次性医用口罩和医用外科口罩连续使用时间不超过4小时，KN95或N95以上的口罩在接触经呼吸道传染病的患者时最好每4小时更换，持续使用时间为6至8小时；施救者在救护时不慎划破自己的皮肤，或是患者的血液、体液等溅入眼内，要立即进行彻底的局部冲洗，并尽快就医，采取必要的防治措施；救治患者使用过的有关用品、施救者摘脱的防护用品及沾染患者血液、体液、呕吐物的物品，应置于密封塑料袋内或感染性医疗废物袋内收集，交予120急救人员随车带走处置或放置于院内医疗废物桶内，由专业机构集中转运进行无害化处置。

（四）手卫生

接触患者之后，有可能接触患者血液、体液及其污染物品或污染环境表面之后，摘脱个人防护装备时，需加强手卫生；戴手套不能代替洗手，操作完毕脱去手套后应洗手，必要时手消毒。

当手部没有肉眼可见污染，可选用含醇速干手消毒剂或醇类复配速干手消毒剂，或直接用75％酒精进行擦拭消毒；有肉眼可见污染物时应先使用洗手液在流动水下洗手，然后再消毒；每次洗手和卫生手消毒应按照七步洗手法反复揉搓至少15 s（见图1-3）。

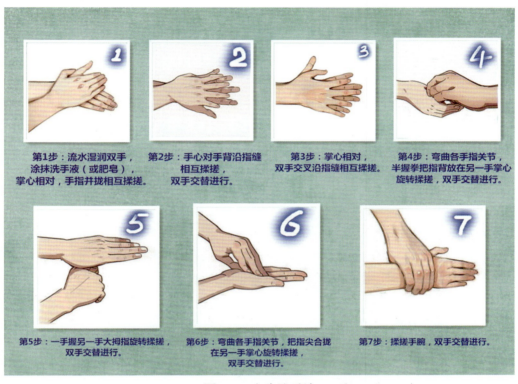

图1-3 七步洗手法

课后复习题

1. 现场急救的第一步是（　　）。
   A. 评估现场环境安全　　　　　　　　　B. 评估伤情
   C. 就地抢救　　　　　　　　　　　　　D. 及时转运
2. 标准预防强调（　　）。
   A. 主要是保护患者　　　　　　　　　　B. 主要是保护急救人员
   C. 保护抵抗力差的人员　　　　　　　　D. 保护患者和急救人员
3. 标准预防是认定患者的（　　）都具有传染性。
   A. 血液、体液　　　　　　　　　　　　B. 分泌物
   C. 排泄物　　　　　　　　　　　　　　D. 以上均是

第五节　如何正确拨打120

学习目标

了解120急救电话的重要意义；了解医疗优先调度系统；掌握拨打120急救电话的正确方法与注意事项。

"120"是保障市民生命安全与健康的"生命第一线"，24小时畅通无阻，全为守护城市百姓平安。自2015年以来，青岛市急救中心及三区三市急救中心先后引入美国国际紧急调派研究院的医疗优先调度系统（Medical Priority Dispatch System，MPDS），全面开启"电话接通、急救开始"的新型急救模式（见图1-4）。

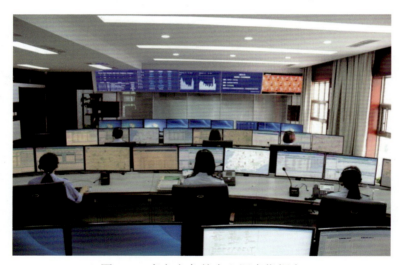

图1-4　青岛市急救中心调度指挥室

MPDS系统共分34个标准化调度指导预案。当市民拨打120急救电话时，调度员会严格按照预案的要求，遵循程序化、标准化的问询流程，在派出救护车的同时通过电话指导现场目击者进行自救、互救，使急救从拨通120电话即开始，提高了院前抢救成功率。如遇呼吸心脏骤停患者时，调度员会指导目击者判断患者的意识和呼吸，进行胸外心脏按压和人工呼吸，并帮助其控制按压的频率和深度，直到专业急救人员到达。

注意，对于急危重症患者如心脑卒中，一旦发现，应立即拨打120急救电话，等待专业急救人员到达。不建议自行送医，以免加重病情。专业急救人员会为患者进行必要的诊断和救治，实施有效的转运监护，并提前通知医院，便于院内医生做好接诊准备，减少院内救治延误。

一、需要拨打120的情形

记住三个关键词：紧急、突发、不适合自行就医，如属于这三种情况应立即拨打120电话求救。

（一）心脏病急性发作

如严重的心律失常、心肌梗死、心绞痛、急性心力衰竭。

（二）脑血管意外

如脑梗死、脑出血，患者可出现偏瘫、失语、意识模糊或意识丧失。

（三）呼吸系统急症

如哮喘重症发作、气道异物梗阻，患者可出现严重的呼吸困难甚至窒息。

（四）消化系统急症

如严重腹痛、上消化道大出血。

（五）急性中毒

如食物中毒、药物中毒、农药中毒、一氧化碳中毒。

（六）意外伤害

如严重烧烫伤、冻伤、中暑、蛇咬伤以及各种原因引起的颅脑损伤、胸腹部损伤、大出血、骨折。

（七）其他需急救处理或可能危及患者生命的情况

如急性分娩、晕厥、虚脱或休克，休克时患者可表现为面色苍白、大汗淋漓、脉搏细弱、血压下降等。

二、如何正确拨打 120

当突发疾病或意外伤害时，在第一时间正确拨打 120 是启动应急反应系统的关键一步。

（一）正确描述事件地址

拨通 120 急救电话后，应第一时间将具体地址告诉调度员，包括街道、小区名称、楼号、单元号、门牌号等具体信息。如果确实不清楚自己身处何方，可以将目之所及的路牌、公交车站、大型建筑物等作为参照物，尽可能详尽地描述自身方位。

（二）准确告知联系电话

要将自己的联系方式准确无误地告知调度员。如果是座机，需留下有效手机号码，便于调度员、急救人员随时联系。对于危重患者，调度员需长时间保持连线指导救治的，还需提供第二个手机号码，便于急救人员联系。

（三）正确表述事发状况

如遇突发事件或者伤员较多的情况时，一定要告知调度员事件性质，如房屋倒塌、食物中毒、煤气中毒、交通伤、火灾，并说明现场伤员人数以及伤病程度，便于调度员及时准确调派合适数量的救护车赶往现场开展救援；简要说明患者需要急救的情况，比如头痛、腹痛、昏迷、呼吸困难，便于调度员实时将病情信息发送给急救人员，做好急救准备；可记住两个公式，当遇到外伤患者时，可按照"何时 + 何因 + 何部位 + 何情况"的顺序描述病情，如在 10 分钟前发生车祸，患者头部流了大量的血；当遇到非外伤患者时，描述的顺序则变成"何部位 + 何情况 + 持续多久"，如胸口疼痛 20 分钟；遵循调度员的询问，简要描述患者的性别、年龄、既往身体状况、发病经过、采取的急救措施等情况。

三、拨打 120 电话时应注意什么

（一）保持冷静，语言简洁清晰

拨打 120 电话时，应保持冷静，讲话清晰，语言简洁、语速适当，以确保调度员能够准确无误地听清楚您的呼救诉求。

（二）配合调度员的询问和指导

耐心配合完成调度受理，不要主动挂断电话，得到调度员允许后方可挂断电话。救护车到达现场需要一定的时间，在等待时，应积极配合调度员的指导开展自救互救。

（三）保持呼救电话畅通

呼救受理结束后，应保持电话畅通，避免因座机话筒没挂好、手机欠费等而无法再次联系，也要避免电话长时间占线，便于调度员或急救人员随时与您联系。

（四）备好就诊所需物品

在等待救护车的时候，需准备好患者的病历、医保卡、身份证、随身衣物等物品；若是药物中毒的患者，要把可疑的药品带上；若是断肢的伤员，应带上离断的肢体等，随同患者一同送往医院。

（五）安排接车

若现场人员充足，可安排专人接车引导，以便救护车准确到达，尽早急救。

（六）取消派车应及时通知 120

若救护车长时间未到达，可再次拨打 120 询问。如病情缓解或已自行送往医院，也要第一时间通知120，减少急救资源浪费。

除此之外，请记住 120 是急救电话，切记不要随意拨打，让有限的急救资源服务于真正需要急救的患者。

课后复习题

1. 正确拨打 120 急救电话应做到（　　）。
   - A. 正确描述事件地址
   - B. 准确告知联系电话
   - C. 正确表述事发状况
   - D. 以上均是

2. 下列拨打 120 急救电话注意事项中错误的是（　　）。
   - A. 呼救者留给 120 的联系电话必须畅通无阻
   - B. 呼救者语速不应过快，说话清晰，准确回答调度员的问题
   - C. 向 120 调度员叙述完现场情况立即挂断电话
   - D. 叙述清楚详细地址或标志性建筑物

3. 下列何种情况不应拨打 120 急救电话？（　　）
   - A. 突发脑血管疾病
   - B. 突发心脏病
   - C. 摔伤
   - D. 家养宠物受伤

第六节　现场急救流程

学习目标

掌握现场急救流程的四个步骤；掌握现场评估的内容和方法；掌握初步评估的顺序和快速施救的方法；熟悉全身详细检查的原则和内容；熟悉患者交接的内容。

实施现场急救时，应遵循一定的程序。科学、规范的现场急救流程，可以帮助施救者在面对复杂危重伤（病）情时，分清主次，使现场急救高效、有序开展，保障患者和施救者的安全，最大限度挽救患者生命，降低伤残率，减轻患者痛苦。

现场急救流程可按照"四步"顺序开展。第一步，现场评估；第二步，初步检查、呼救及快速施救；第三步，详细检查和处理；第四步，转运交接。

一、现场评估

包括对施救现场安全的判断、个人防护装备、对现场伤员人数的了解，事故的原因及受伤机制，此外还应了解现场可用资源以及是否需要支援。

（一）评估环境

接近现场时，根据事发地点和事故的原因，对所处环境上、下、左、右、前、后六个方位进行观察，判断环境是否安全。如交通事故现场，应观察车辆有无漏油，道路交通是否被管制，警示标识是否已安放，机动车是否关闭引擎以及充分制动。环境不安全时，禁止进入现场，保护施救者自身安全。

（二）个人防护

进入现场前，应根据事故的性质酌情采取必要的防护措施。在接触患者的血液、体液、呕吐物时，应佩戴个人防护装备，如手套、口罩、护目镜；在实施人工呼吸时，应覆盖一次性呼吸膜或单向阀面罩进行防护；在接触患者及摘脱手套前后应注意用流动水、肥皂彻底清洗双手；对被血液、体液污染的用物，应放置于专用收集袋内密封，按当地有关部门规定处理，避免二次污染。

（三）患者人数

通过现场观察、询问目击者了解伤员人数，对于严重交通伤现场，还应留意有无伤员被抛出车外，避免遗漏伤员。

（四）伤病机制

是指患者受伤的方式和机制，如高处坠落伤或交通伤，或是内科急症如晕厥、胸痛、抽搐、呼吸心脏骤停。可通过询问患者或旁观者了解。

（五）现场可用资源及是否需要支援

根据患者病情或伤情，寻求附近有无急救设备，如急救箱、自动体外除颤仪（AED）。对于某些特殊现场，如驾驶员被卡在车内或被重物压埋不能脱身，应寻求 119、110 等消防、公安部门联合实施救援。

二、初步检查、呼救与快速施救

（一）初步检查

目的是快速判断患者是否需要急救，并立即处理危及生命的病情或伤情。判断的内容包括患者的意识、气道、呼吸、脉搏，创伤患者应首先评估伤员有无活动性的大出血，优先于生命体征的评估。

1. 检查有无活动性大出血

如患者有可见的活动性大出血，应第一时间给予有效止血。如现场只有一名施救者，应先止血；如周围有多名施救者，应请他人帮助止血，第一名施救者继续检查。

2. 检查意识

施救者应正面接近患者，表明身份，同时大声询问："你还好吗"或"醒一醒"，如患者无反应，应轻拍患者双肩，观察患者面部、肢体是否有反应，如仍无回应，可判断患者意识丧失（见图 1-5）。如果患者是婴儿，轻拍患儿足底，观察患儿是否有动作、发声等反应。如患者清醒，应在征得患者同意后再施救。

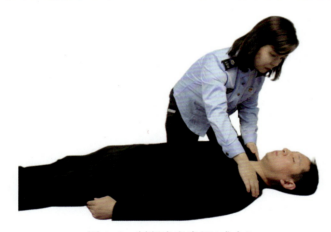

图 1-5　判断患者意识（成人）

3. 检查气道

气道是指气体进出人体的通道，包括口、鼻、咽、喉、气管、支气管。如患者能正常对话，说明气道是通畅的。如患者呼吸时发出打鼾声、气过水声或吸气时声音尖锐，甚至听不到呼吸音，说明患者气道不通畅。

4. 检查呼吸

通过观察患者口鼻有无呼吸动作，胸腹部有无起伏，判断患者呼吸情况；也可将一只手置于患者胸壁，感受呼吸运动，判断时间一般为 5～10 s。如患者意识丧失、呼吸停止或濒死叹息样呼吸，应立即实施 CPR；如患者有呼吸，应观察呼吸频率、深度及有无呼吸困难，如呼吸频率 > 30 次 / 分钟或 < 10 次 / 分钟，或出现呼吸杂音，提示呼吸异常。患者因情绪激动也可导致呼吸频率过快，应注意区分。

5. 检查脉搏

可通过触摸颈动脉、桡动脉判断患者血液循环情况(见图 1-6、图 1-7)。如能触及桡动脉,收缩压约为 80 mmHg[①];如桡动脉未能触及,仅可触及颈动脉,收缩压约为 60 mmHg。触摸颈动脉时,施救者食指中指并拢,首先在颈部正中找到喉结,然后向施救者身体一侧水平移动 2～3 cm,在颈部肌肉束前缘的沟内触摸颈动脉搏动。如为婴儿,可触摸肱动脉(位于上臂中央内侧)搏动判断(见图 1-8)。

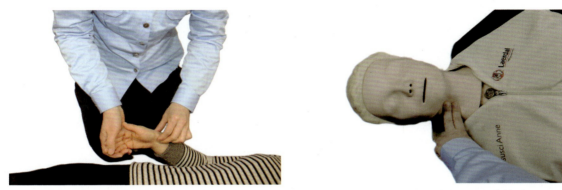

图 1-6　触摸桡动脉搏动　　　　　　　　　图 1-7　触摸颈动脉搏动

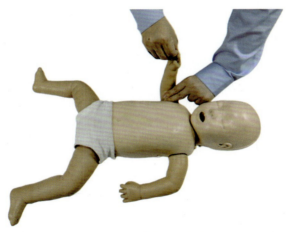

图 1-8　触摸肱动脉搏动

(二)呼救

大声呼救,寻求周围人的帮助;患者初步检查有任何一项内容出现异常,应立即拨打 120 急救电话。

(三)快速施救

1. 意识丧失、呼吸停止或出现濒死叹息样呼吸的患者

立即实施 CPR。非专业施救者不需要检查脉搏,以免延误实施 CPR。

2. 意识丧失但有呼吸和脉搏的患者

在等待救护车到达期间,可将患者放置为复原卧位(即稳定的侧卧位),保持气道通畅。

---

① 临床上仍习惯用毫米汞柱(mmHg)表示血压单位,1 kPa = 7.5 mmHg,1 mmHg ≈ 0.133 kPa。全书同。

3. 气道存在问题的患者

应立即清理患者口腔异物、呕吐物、痰液以及开放气道，保持气道通畅。

4. 呼吸困难的患者

应根据患者情况给予气道异物梗阻解除，进行人工辅助呼吸等，有条件可吸氧。

5. 处置原则

原则上应就地抢救，除非现场环境不安全或紧急救治措施无法实施，可快速转运患者至安全区域。如患者怀疑有骨折或颈椎损伤，转运及翻转体位过程中应注意妥善保护，避免二次损伤。

三、详细检查和处理

在危及生命的情况得到处理，病情相对稳定后，可在等待急救车期间，根据患者情况进行全身详细检查，询问患者病史并持续观察患者生命体征变化，必要时做好记录。

（一）观察生命体征

持续观察患者意识、气道、呼吸、脉搏的变化，危重患者每 5 min，稳定患者每 15 min 重复检查一次。

（二）询问病史

通过询问病史，有助于施救者判断患者病情，准确施救。对于内科急症患者，尤其应着重询问病史，因全身检查不易发现异常。包括患者此次发病经过，主要症状或不适、既往病史、用药史、过敏史等，可通过询问患者或目击者获取。注意仔细查找患者医疗信息配饰，如手环、药物贴片以及起搏器。

（三）全身详细检查

对于创伤患者，通过询问受伤经过，结合初步检查结果，可决定对患者实施局部检查还是全身详细检查。

1. 如患者受伤机制单一明确

只引起身体局部损伤，生命体征稳定，可只进行局部检查，如运动时扭伤脚踝。

2. 如患者存在以下情况，则应进行全身详细检查

患者意识不清；受伤机制复杂，如交通事故、高处坠落；受伤机制不明确或有多发伤的可能。进行全身详细检查时应遵循从头到脚、从上到下、两侧对照的原则。运用视、触等方法，依次检查患者头面部、颈部、胸腹部、四肢及背部有无出血、畸形、红肿、压痛以及有无挫伤、擦伤、穿透伤、脏器外露等异常情况。检查时如有需要，可小心解开、剪除或脱去患者衣物，注意保护患者隐私。

（四）妥善处理

在对创伤患者进行检查时，如果发现有外伤、骨折等情况，应给予止血、包扎、固定，减轻患者疼痛，稳定病情。注意尽量减少患者移动，以免引起二次损伤。如非必要，不要给予患者任何饮食或药物。

四、转运交接

对于危重伤员，应在医护人员监护下使用救护车进行转运。施救者在与 120 急救人员进行交接时，应告知了解到的患者基本情况,如发病经过、生命体征、有意义的重点病史、采取的救治措施、病情变化。此外,应交接危重患者的随身物品和贵重物品,避免遗失。

课后复习题

1. 现场评估的主要内容不包括(　　　)。
   A. 环境是否安全、个人防护装备　　　　B. 个人防护装备
   C. 伤员人数及受伤机制　　　　　　　　D. 以上均不是

2. 关于初步评估的主要内容描述错误的是(　　　)。
   A. 意识、脉搏　　　　　　　　　　　　B. 气道和呼吸
   C. 有无活动性大出血　　　　　　　　　D. 以上均不是

3. 什么情况下不需对患者进行全身详细检查?(　　　)
   A. 受伤机制明确单一,身体局部受伤　　B. 受伤机制复杂,如交通事故、高处坠落
   C. 受伤机制不明确或有多发伤的可能　　D. 患者意识不清

急救基本技术

第二章

了解心脏骤停的常见原因;了解成人、儿童心脏骤停生存链;掌握如何识别心脏骤停;掌握 CPR 的操作步骤与方法;掌握成人、儿童、婴儿实施 CPR 的区别;掌握高质量 CPR 五要素。

第一节　院外心脏骤停生存链

美国心脏协会(American Heart Association,AHA)院外心脏骤停生存链描述了提高心脏骤停患者存活率所需的最重要措施,每个环节既相互独立,又环环相扣。如果任何环节出现中断,都会降低患者的存活率。

一、成人院外心脏骤停生存链

成人院外心脏骤停生存链包括 6 个环节(见图 2-1)。

(一)第一环

立即识别心脏骤停并拨打急救电话 120。

(二)第二环

立即实施着重于胸外按压的 CPR。

（三）第三环

AED 一旦到达，立即使用。

（四）第四环

高级 CPR 干预措施。

（五）第五环

心脏骤停恢复自主循环后治疗。

（六）第六环

出现心脏骤停后可能需要其他治疗、观察和复健才能彻底康复。

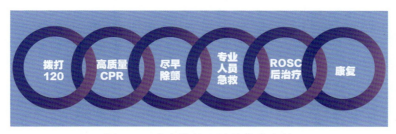

图 2-1　成人院外心脏骤停生存链

二、儿童心脏骤停生存链

预防心脏骤停是儿童生存链的第一个环节，及早识别呼吸或循环系统问题并采取适当的治疗措施，可防止病情进展到心脏骤停并最大限度增加患者存活率（见图 2-2）。

（一）第一环

预防，也即防止创伤和心脏骤停，是挽救儿童生命的首要步骤。

（二）第二环

启动应急反应系统（立即拨打 120）。

（三）第三环

高质量 CPR。

（四）第四环

高级 CPR 干预措施。

（五）第五环

心脏骤停恢复自主循环后治疗。

（六）第六环

康复。儿童在经历心脏骤停后，可能需要持续数月或数年的治疗和支持，才能完全康复。

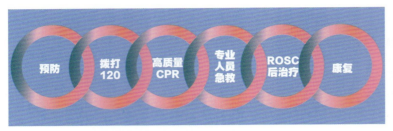

图 2-2　儿童心脏骤停生存链

课后复习题

1. 成人院外心脏骤停生存链不包括（　　　）。
   A. 立即识别心脏骤停并拨打 120 电话
   B. CPR、尽早除颤
   C. 尽快实施人工呼吸
   D. 复苏后治疗
2. 儿童心脏骤停生存链包括（　　　）。
   A. 预防并启动应急反应系统
   B. 高质量 CPR
   C. 恢复自主循环后治疗
   D. 以上都对

第二节　心肺复苏技术

学习目标

掌握如何识别心脏骤停；掌握 CPR 的操作步骤与方法；掌握成人、儿童、婴儿实施 CPR 的区别；掌握高质量 CPR 五要素。

一、基本概念

心肺复苏技术（Cardiopulmonary resuscitation，CPR）是在心脏骤停发生时挽救生命的基本技术，包括胸外心脏按压和人工呼吸，二者结合交替重复进行。

二、心脏骤停的常见原因

成人心脏骤停大多是由心脏问题引发的，儿童心脏骤停通常继发于呼吸衰竭或休克，导致心脏骤停的原因大致可分为两类。

（一）意外伤害

如严重创伤、电击伤、溺水、窒息、踩踏伤、中毒。

（二）内科急症

如急性心肌梗死、脑卒中、哮喘急性发作。

三、心脏骤停后即时症状与时间的关系

心脏骤停后即时症状与时间的关系如表 2-1 所示。

表 2-1 心脏骤停后即时症状与时间的关系

时间	症状
3 s	感到头晕
10～20 s	晕厥、抽搐
30～60 s	瞳孔散大、呼吸停止、大小便失禁
4～6 min	脑组织发生不可逆损伤
10 min 以上	脑死亡

四、如何识别心脏骤停

如果患者意识丧失，并且呼吸停止或出现濒死叹息样呼吸，可认为患者心脏骤停，具体判断方法如下。

（一）判断意识

轻轻拍打患者双肩并在患者耳朵两侧大声呼喊"醒一醒，醒一醒"。如果患者毫无反应，同时无任何身体的活动，则表明其意识丧失（见图 2-3）。婴儿需拍打其脚心并大声呼唤，如婴儿不哭，无反应，则表明意识丧失（见图 2-4）。

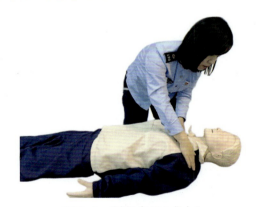 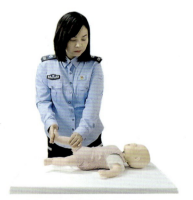

图 2-3 判断意识（成人）　　　　　图 2-4 判断意识（婴儿）

（二）判断呼吸

眼睛扫视患者胸腹部 5～10 s，观察胸腹部有无起伏，如胸腹部无起伏或仅有濒死叹息样呼吸，视为无效呼吸模式（见图 2-5、图 2-6）。

濒死叹息样呼吸可发生于心脏骤停的数分钟内，患者的口可能是张开的，下颌、头部或脖子可能随着呼吸移动，呼吸有力或微弱，吸气很快，呼吸之间会间隔一段时间，呼吸速率通常较慢且没有规律，可能听起来像哼声、鼾声或呻吟声。

注意：无反应 + 无呼吸或濒死叹息样呼吸 = 立即实施 CPR

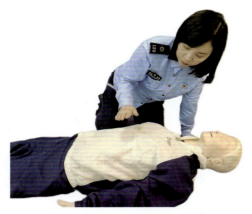
图 2-5　判断呼吸（成人）

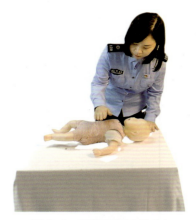
图 2-6　判断呼吸（婴儿）

五、实施 CPR 的步骤与方法

CPR 的一般步骤是 C—A—B，就是从胸外按压开始 CPR：C（circulation）胸外按压、A（airway）开放气道、B（breathing）人工呼吸。如果患者的心脏骤停是窒息引起的，或者患儿是新生儿，CPR 步骤可以采取 A—B—C 步骤，即从人工呼吸开始 CPR。

（一）判断环境安全

确认现场环境安全，检查周围是否有可能对您和患者造成危险的情况。

（二）判断意识

检查患者意识，如患者意识丧失，立即呼救并拨打急救电话 120，有条件获取 AED 的，立即派人去取（见图 2-7）。

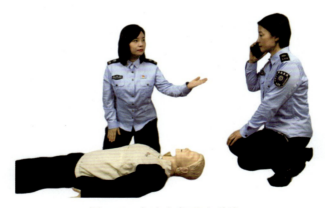
图 2-7　启动应急反应系统

（三）检查呼吸

如患者无呼吸或仅有濒死叹息样呼吸，立即实施 CPR。

（四）胸外按压

1. 原理

通过有节律的按压、放松胸骨，引起胸腔内压力改变，同时挤压心脏，促使血液流动。有效的胸外按压可实现正常心跳时心脏排出血量的 25％～30％,保证人体最低的血液循环需要。

2.患者体位

患者应仰卧在坚实的平面上,如果患者躺在软床或沙发上,应移至地面上或在其背部垫入硬板。施救者站或跪在患者身体一侧,以方便操作为宜。站立位按压时,施救者膝盖与床沿平齐。跪位按压时,施救者双腿分开,与肩同宽。如果患者是俯卧或侧卧,应翻转为仰卧位。如果怀疑患者有头部或颈部损伤,则在翻转体位时,应尽量使其头部、颈部和躯干保持在一条直线上,避免损伤颈椎(见图 2-8)。

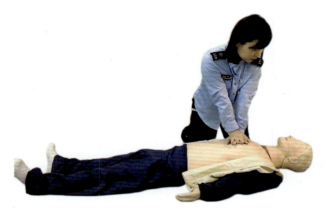

图 2-8　患者 CPR 体位

3.按压部位

以患者两侧乳头连线的中点、胸骨下半段作为按压点(见图 2-9)。

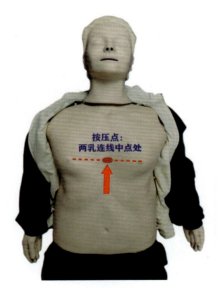

图 2-9　成人胸外按压位置

4.按压深度

成人至少 5 cm,儿童(1 岁至青春期)约 5 cm,婴儿(1 岁以内)约 4 cm,均为患者自身胸廓厚度的 1/3。

5. 按压频率

成人、儿童、婴儿均为 100～120 次/分钟，按压节律要均匀。

6. 按压方法

按压时，施救者上身前倾，双肩正对患者胸骨上方，肘关节伸直，双臂垂直于患者胸壁（见图 2-10），两手交叉互扣，贴腕翘指，避开肋骨，以手掌根部进行按压（见图 2-11）。

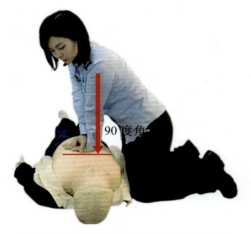

图 2-10　按压时双臂垂直于患者胸壁

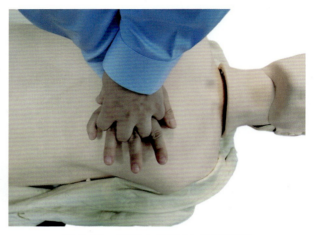

图 2-11　双手十指紧扣，贴腕翘指

为儿童实施按压时，先用单手按压，如单手按压不能下压约 5 cm 或儿童胸廓前后径的 1/3，则用双手进行按压。按压时以髋关节为支点，利用上半身的力量垂直下压。按压和放松的时间相等，使胸廓充分回弹（见图 2-12）。

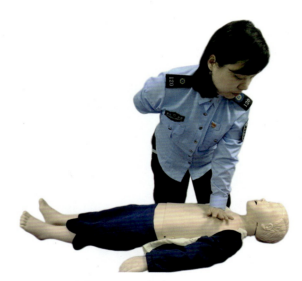

图 2-12　儿童单手胸外按压

7. 婴儿胸外按压

（1）按压方法：为婴儿实施胸外按压时，只需用一只手的两根手指或两拇指进行按压。用两手指按压时，手指应并拢并垂直于婴儿胸壁（见图 2-13）。两拇指按压时，双手环绕婴儿的胸部，拇指并排或交叠置于按压部位，其余四指支撑婴儿的背部（见图 2-14）。

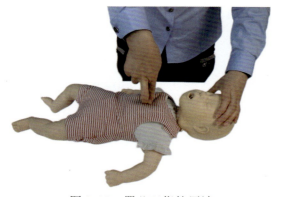

图2-13　婴儿双指按压法

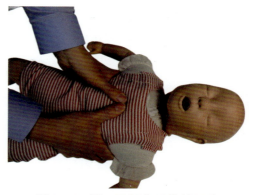

图2-14　婴儿双拇指环抱按压法

（2）按压部位：在婴儿乳头连线正下方的胸骨上，注意避开胸骨末端（见图2-15）。

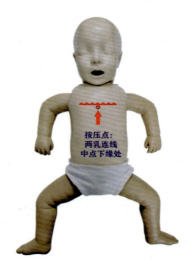

按压点：
两乳连线
中点下缘处

图2-15　婴儿胸外按压位置

按压深度：约4 cm或婴儿胸廓前后径的1/3。如用两手指或拇指达不到按压的深度，则使用一只手掌根部进行按压。

按压频率：100～120次/分钟。按压的间歇应使胸廓充分回弹。

（五）开放气道

在给予人工呼吸前，应开放气道，使舌根从咽喉后部提起，使气道通畅。如患者口鼻内有异物，如呕吐物、痰液、血液、泥沙、水草，应尽快清除。将患者头部偏向一侧，液体状的异物可顺位留出，还可用食指包上纱布将口腔异物掏取出来，并注意取出患者易脱落的义齿（见图2-16）。

1. 开放气道的方法有两种

（1）压额提颏法：施救者一手放在患者前额，另一只手的食指、中指置于下颏的骨性部分（注意手指不要置于颏下软组织，以免阻塞气道），向上抬起，使头部后仰，直至下颌角、耳垂

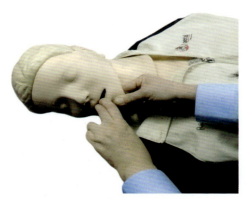

图2-16　清除口鼻异物手法

连线与地面垂直（见图2-17）。为婴儿开放气道时，注意避免头颈部过度后仰，使其面部保持水平位即可（见图2-18）。

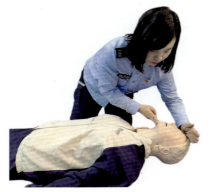
图2-17　压额提颏法（成人）

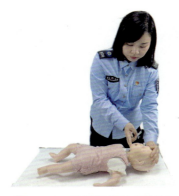
图2-18　压额提颏法（婴儿）

（2）推举下颌法：如果怀疑患者有脊髓损伤，应使用推举下颌法开放气道。施救者位于患者头侧，两只手分别置于患者头部两侧，肘部可置于患者仰卧的平面上。手指置于患者的下颌角下方并用双手提起下颌，使下颌前移。如果患者双唇紧闭，可用拇指推开下唇，使患者嘴唇张开（见图2-19）。如推举下颌法没能开放气道，则使用仰头提颏法。

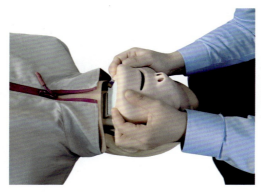
图2-19　推举下颌法

（六）人工呼吸

正常人吸入的空气含有约21%的氧气，呼出的气体中含约17%的氧气，可维持患者最低的氧气供应。人工呼吸的方法包括以下几种。

1. 口对口人工呼吸

实施口对口人工呼吸应做好防护，如使用一次性呼吸防护膜。施救者压前额的手拇指、食指捏紧患者两侧鼻翼，另一只手的食指和中指置于其下颌，保持气道开放。施救者用口唇严密地包住患者口唇，均匀地向肺内吹气，吹气时间1 s，吹气的同时眼睛的余光观察患者胸部是否隆起。吹气后，施救者口唇离开患者，松开捏住鼻翼的手指，让气体排出，时间约1 s（见图2-20）。

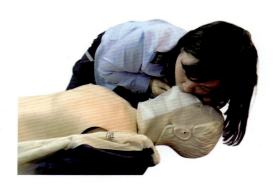
图2-20　口对口人工呼吸法

如患者有口面部严重创伤、口鼻沾有有毒物质、持续呕吐等情况,则不宜实施口对口人工呼吸。

2. 口对鼻人工呼吸

如果患者口腔严重外伤或牙关紧闭,可采用口对鼻人工呼吸。施救者用口密封患者鼻孔,向其鼻内吹气,同时用手紧闭其双唇,吹气后松开患者的嘴,让气体排出。

3. 口对口鼻人工呼吸

主要适用于婴儿,因为婴儿的脸面部小,口鼻距离近,施救者施救时以口唇直接包住婴儿口鼻部吹气(见图 2-21)。

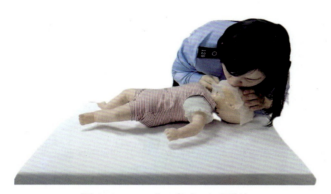

图 2-21 口对口鼻人工呼吸法

4. 使用面罩给予人工呼吸

面罩通常由硬塑料制成,有一个单向阀门,可阻止患者呼出的气体进入施救者口腔。使用面罩进行人工呼吸时,将面罩窄端置于患者鼻根处,宽的一端覆盖患者的口唇,一只手固定面罩,使其与患者面部贴合,用另一只手提起下颏使患者头部后仰,保持气道开放,给予 2 次人工呼吸,吹气时注意观察胸部是否隆起(见图 2-22)。

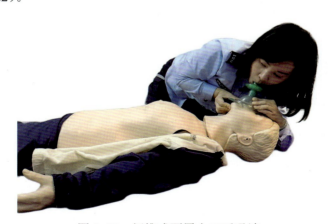

图 2-22 便携式面罩人工呼吸法

进行人工呼吸时,应注意中断按压的时间不能超过 10 s。按压与通气的比率:成人单(双)人 CPR 为 30∶2,即胸外按压 30 次,人工呼吸 2 次;儿童和婴儿 CPR 单人施救时为 30∶2,双人施救时为 15∶2。

对于成人,在心脏骤停的最初几分钟内,实施单纯胸外心脏按压 CPR 与结合人工呼吸的心肺复苏相比患者的生存率相似,因此对于未接受过培训的施救者,AHA 鼓励他们实施单纯胸外按压 CPR,如果施救者愿意并且能够给予人工呼吸,则应给予人工呼吸。对于儿童和婴儿,心脏停止跳动通常是由于呼吸困难或不能呼吸,因此同时给予人工呼吸和胸外按压非常重要。

（七）CPR 的终止

当出现以下情况时,可终止 CPR:医护人员到达现场接手抢救;现场环境不安全,威胁到施救者生命安全;患者呼吸心跳恢复,如出现自主呼吸、瞳孔由扩大逐渐回缩,可触及脉搏、四肢开始活动。

（八）高质量 CPR 五要素

对于成人患者,按压速率为 100～120 次/分钟,按压深度至少 5 cm;每次按压后让胸廓完全回弹;尽量避免按压中断,交换按压的中断时间在 5 s 之内,其他操作中断按压的时间控制在 10 s 之内;避免过度通气,以观察到胸部有可见隆起为有效标准;有两名施救者时,应每 2 min 进行轮换,保证按压质量。

（九）成人、儿童和婴儿实施 CPR 的区别

成人、儿童和婴儿实施 CPR 的区别如表 2-2 所示。

表 2-2　成人、儿童和婴儿 CPR 区别

CPR 要点	成人	儿童 （1 岁至青春期）	婴儿（1 岁以下）
按压深度	至少 5 cm	至少为胸廓前后径的 1/3,或约为 5 cm	至少为胸廓前后径的 1/3,或约为 4 cm
手的位置	手掌根部置于胸骨下半段	将双手或单手手掌根部（适用于很小的儿童）放在胸骨下半段	将两根手指或两根拇指放在患者两乳头连线的正下方;如按压深度不足,可改用单手按压
如果独自一人并且没有手机,何时拨打急救电话 120	在检查患者呼吸之后,开始进行胸外按压之前	以 30:2 的比例进行 5 组按压和人工呼吸之后	以 30:2 的比例进行 5 组按压和人工呼吸之后;如果婴儿未受伤,将婴儿带在身边

课后复习题

1. 在对成人进行 CPR 时,胸外按压次数和通气次数的比例是（　　　）。
　　A. 10 次按压后进行 2 次通气　　　　　　B. 15 次按压后进行 2 次通气
　　C. 30 次按压后进行 2 次人工呼吸　　　　D. 100 次按压后进行 2 次通气

2. 成人胸外按压的速率与深度是多少？（　　　）
　　A. 按压速率为每分钟 60～80 次,按压深度约为 2.5 cm
　　B. 按压速率为每分钟 80～100 次,按压深度约为 4 cm
　　C. 按压速率为每分钟 120～140 次,按压深度约为 6.4 cm
　　D. 按压速率为每分钟 100～120 次,按压深度至少 5 cm

3. 如果您怀疑一名失去反应的患者有头部或颈部创伤,开放气道时首选方法是(　　)。

　　A. 仰头提颏法　　　　　　　　　　　　B. 推举下颌法

　　C. 仰头抬颈法　　　　　　　　　　　　D. 避免开放气道

4. 施救者应迅速判断患者气道是否通畅、呼吸是否存在,判断时间是(　　)。

　　A. 10～20 s　　　　　　　　　　　　　B. 10～15 s

　　C. 5～10 s　　　　　　　　　　　　　 D. 5～15 s

5. 人工呼吸有效的标准是(　　)。

　　A. 胸部有可见隆起　　　　　　　　　　B. 腹部有可见隆起

　　C. 胸廓饱满　　　　　　　　　　　　　D. 快速、用力吹气

第三节　AED 使用

学习目标

了解 AED 及其使用原理;掌握 AED 的操作步骤;掌握 AED 使用的注意事项。

一、什么是 AED

AED 是自动体外除颤仪(Automated External Defibrillator, AED)的英文缩写,常被形象地称作"救命神器"。它是一种可自动分析心律,识别是否为可除颤心律,并进行电击除颤的急救设备(见图 2-23)。在青岛的机场、地铁、火车站等公共场所均有配备,便于携带,操作简单,非专业急救人员经过培训后可以安全使用。

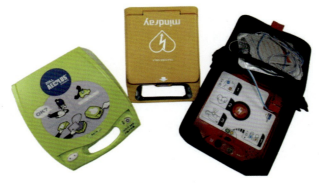

图 2-23　AED

二、AED 除颤的原理和重要性

院前成人非创伤性心脏骤停中约 80% 的初始心律失常为室颤。室颤即一种无规律的心室电流活

动,会导致心肌活动紊乱失去协调,心脏的泵血功能丧失,无法输送血液。患者如果出现室颤,可能会立刻出现意识丧失,随后发生呼吸、心脏骤停。电除颤是终止心脏紊乱的节律,促使心脏恢复正常节律的最有效的治疗方法。

AED 可以在极短的时间内发放出大量电流经过心脏,使完全失去协调的心肌暂时全部停止活动,从而恢复心脏窦房结电传导活动的主导地位,恢复正常的心脏节律,实现正常泵血。有研究显示,除颤成功的概率与时间密切相关,随着时间的流逝除颤成功率会逐渐下降,每晚 1 min 除颤,患者生存希望将下降 7% ～ 10%。因此,当室颤或者是无脉性室速发生时,在实施 CPR 的基础上,应尽早进行电除颤,可成倍地提高心脏骤停患者的抢救成功率。

三、AED 如何使用

当施救者进行 CPR 时,AED 一旦到达,应立即启用。将 AED 放在患者的近头部,便于操作。AED 开机后,具有语音提示功能,施救者按照图示和语音提示即可正确操作。正确使用 AED,尽早给予除颤,将为患者赢得宝贵的抢救机会。

AED 的操作步骤可分为"开、贴、插、电"四步。

（一）开

取出 AED,按下开机键,或者掀起 AED 盖子(部分 AED 打开盖子时会自动开机)。施救者按照 AED 语音提示进行操作,根据患者情况选择成人或儿童模式(见图 2-24)。儿童模式适用于小于 8 岁、体重小于 25 kg 的儿童。

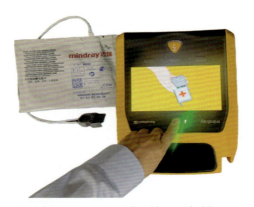

图 2-24　AED 开机(按下开机键)

（二）贴

根据提示,解除患者上身的衣物,必要时剪开,充分暴露胸部。撕去自粘式电极片贴膜,按图示粘贴电极片于患者裸露的胸部。电极片须与患者皮肤紧密贴合,如有空气进入,将影响电的良好传导。

电极片粘贴位置如下。

1. 前侧位

适用于成人、8 岁以上或者 25 kg 以上的儿童。将一片电极片贴于患者右侧锁骨正下方(右上胸壁);另一片贴于患者左乳头外侧,电极片上缘距离腋窝约 7 cm (见图 2-25、图 2-26)。

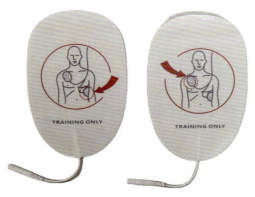

图 2-25 成人电极片

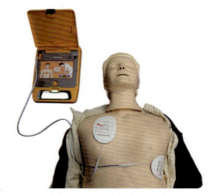

图 2-26 前侧位粘贴

2. 前后位

适用于小于 8 岁或体重不足 25 kg 的儿童（含婴儿）。将一片电极片贴于患者前胸部正中位，另一片贴于患者背部，与前胸电极片相对应的位置（见图 2-27、图 2-28）。

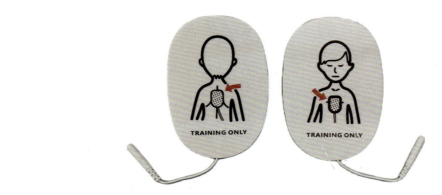

图 2-27 儿童电极片

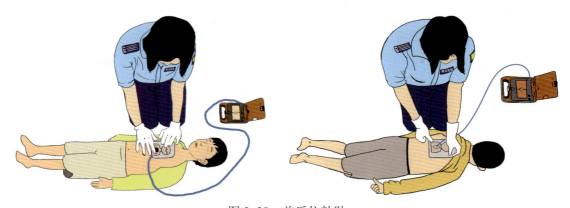

图 2-28 前后位粘贴

（三）插

将电极片插头插入 AED 主机插孔（见图 2-29），AED 会自动提示"开始分析心律，请不要触碰患者"。部分 AED 电极片已预先连接主机，不需要施救者连接。AED 分析心律，需 5～15 s。AED 分析心律时，施救者和旁观者应确保不与患者接触，暂停胸外心脏按压等操作，避免影响 AED 分析心律（见

图 2-30）。

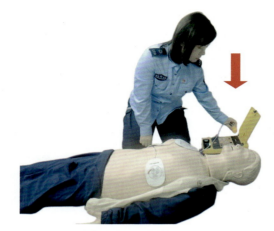

图 2-29　连接主机

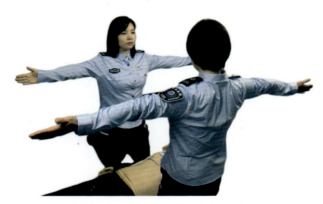

图 2-30　分析心律，避免干扰

（四）电

当 AED 分析结果提示需要电击除颤，AED 会自动充电。当看到放电键闪烁、蜂鸣音提示时，施救者应再次确认自己及周围人员没有和患者接触，确定安全后迅速按下放电键实施电击（图 2-31）。电击完成后，不要关机，不要取下电极片，施救者应立即从胸外按压开始继续 CPR。

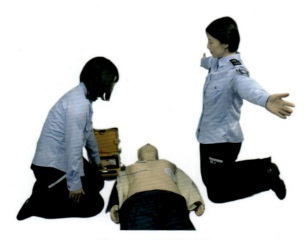

图 2-31　按下放电键

AED 将每 2 min 进行一次心律分析，施救者应根据其提示操作直到患者恢复心跳和自主呼吸，或急救人员到达。如 AED 心律分析提示不建议电击，患者仍无意识、无呼吸或仅有濒死叹息样呼吸，此时需持续 CPR。

四、使用 AED 的注意事项

（一）电极片应与患者皮肤保持良好接触

若患者胸部毛发过多过浓密，施救者应快速剃除胸部毛发。如有两套电极片，可用一套电极片粘紧再迅速撕掉去除胸部毛发，然后再重新粘贴另一套电极片，从而确保电极片与患者胸部皮肤紧贴。

（二）胸部如有起搏器等，粘贴电极片时应避开

避开患者胸部起搏器，去除膏药或药物贴片，并擦拭干净皮肤，否则会阻碍电流通过心脏。当患者胸部右锁骨下方装有植入式起搏器时，电极片可选用侧后位粘贴，一片贴于患者胸骨左缘，左乳头下方（心前区）处；另一片贴于患者背部脊柱左侧，肩胛下方处。

（三）粘贴电极片时，应保持胸前区清洁、干燥

患者胸部干燥、清洁，可直接粘贴电极片。如患者胸前区潮湿多汗，施救者应立即擦干患者胸前皮肤。当患者躺于雪地或小水坑等环境中时，施救者可不移动患者，但要确保患者胸部皮肤干燥。

（四）以下环境不能使用 AED 除颤

不要在氧气、天然气等易燃易爆气体聚集处或在水中使用 AED 除颤。

（五）8 岁以下或体重不足 25 kg 的儿童对电极片的选择要求

8 岁以下或体重小于 25 kg 的儿童应使用专用儿童电极片，以减少放电能量。紧急情况下，可用成人电极片替用，选择"儿童模式"，粘贴时两块电极片之间有一定的距离，不能相互接触。

（六）现场有两名以上施救者时，应配合实施 CPR 和电击除颤

一名施救者持续胸外心脏按压，另一人负责操作 AED，以减少按压中断（见图 2-32）。操作中注意轮替按压和管理 AED，确保实施高质量 CPR。

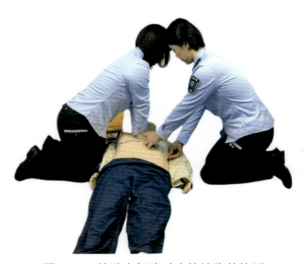

图 2-32　粘贴电极片时应持续胸外按压

课后复习题

1. AED 的操作步骤正确的是（　　）。
　　A. 开—贴—插—电　　　　　　　　　　B. 贴—开—插—电
　　C. 插—开—贴—电　　　　　　　　　　D. 开—插—贴—电

2. 下列关于 AED 电极片粘贴要求描述错误的是（　　）。
　　A. 成人采用前侧位粘贴
　　B. 在电极片粘贴前，应确保患者胸前皮肤干燥、清洁
　　C. 两片电极片可以部分重叠粘贴
　　D. 粘贴电极片时应避开患者胸部植入的起搏器

3. 下列关于 AED 的使用描述错误的是（　　）。
　　A. 电击后立即由胸外按压开始 CPR
　　B. 8 岁以下或体重小于 25 kg 体重的儿童应使用专用儿童电极片
　　C. AED 放电后，不应关闭机器，移除电极片
　　D. 一名施救者粘贴电极片时，另一人应暂停胸外心脏按压

第四节　气道异物梗阻解除

学习目标

　　了解气道异物梗阻的概念；了解气道异物梗阻的表现；掌握成人、儿童、婴儿完全气道异物梗阻的解救方法；掌握特殊情况气道异物梗阻的解救方法；掌握成人、儿童、婴儿不完全气道异物梗阻的解救方法。

一、概念

　　气道异物梗阻，是指外来的异物（食物或其他物品）误进入喉部或气管，使得呼吸道部分或完全被阻塞，导致气体进出障碍，患者发生呼吸困难、呛咳，甚至因窒息而心跳呼吸骤停。

二、气管异物梗阻类型及表现

（一）气道异物完全梗阻

　　主要表现：不能说话、不能咳嗽、不能呼吸；口唇青紫、面部充血，并逐渐发绀；痛苦或恐怖的表情，患者可能指着咽喉部或"V"字形手势抓住颈部。

（二）气管异物不完全梗阻

主要表现：可以说话或发出声音，可以咳嗽，咳嗽时可听到喉头有一种特殊的喘鸣音；面色发红，继而青紫，可能自行解除或有时间寻求医疗帮助。

三、气道异物梗阻解救方法

（一）完全气道异物梗阻解除术

1. 清醒患者异物梗阻解除术

海姆立克急救法：由美国著名外科医生亨利·海姆立克教授于 20 世纪 70 年代发明，也称作腹部冲击法，适用于意识清醒的成人或 1 岁以上的儿童患者。

（1）原理

向上冲击腹部使得膈肌上抬，胸腔压力增加，胸腔内残存的大量气体形成一股气流将阻塞喉部、气管的异物冲出。

（2）操作步骤和要领

① 评估现场环境安全；

② 正面走向患者，询问其是否发生了气道异物梗阻，如"你是否被卡住了？"施救者表明身份，取得患者配合，并请旁人呼叫 120，取来 AED；

③ 快速实施海姆立克急救法：患者双腿分开与肩同宽站立，身体稍微前倾头部稍放低，施救者站于患者身后，前弓步伸入患者分开的两腿之间稳定患者；

④ "剪刀、石头、布"操作法：施救者一只手食指和中指并拢（剪刀）放到患者腹中线肚脐处；另一只手拇指内收，其余四指包住拇指握拳（石头），将拇指侧的平面放在剪刀手两指的上方（腹中线脐上两横指处）；施救者双臂撑开从腋下穿过环抱患者腰部，剪刀手完全张开（布）包住握拳手，双手以肘关节为支点，向后向上快速用力冲击腹部，直至异物排除或患者失去意识（见图 2-33）。

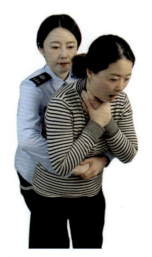

图 2-33　立位腹部冲击法

2. 特殊情况气道异物梗阻解除方法

（1）立位胸部冲击法

对于过度肥胖患者或者孕妇，无法实施腹部冲击法，可以将冲击位置上移到胸骨下段（CPR 胸外按压的位置）实施胸部冲击法（见图 2-34）。

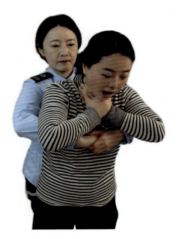

图 2-34　胸部冲击法

（2）儿童异物梗阻解除法

对于身材矮小的儿童患者，可以蹲下或跪在患者身后实施腹部冲击法（见图 2-35）。

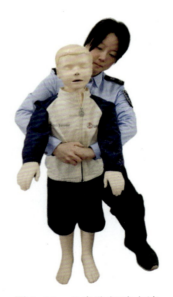

图 2-35　儿童腹部冲击法

（3）卧位腹部冲击法

对于昏迷或卧床患者，可实施卧位腹部冲击法：患者仰卧，施救者骑跨在患者大腿两侧，一手掌根部放在腹中线剑突和脐之间（脐上两横指处），另一手叠放在第一手上，十指相扣（胸外心脏按压的手势），用掌根部向上快速冲击腹部（见图 2-36）。

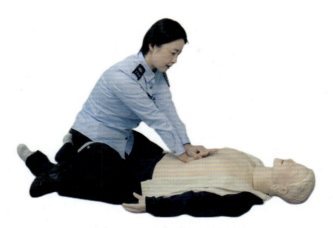

图 2-36　卧位腹部冲击法

（4）自我腹部冲击法

独处时发生气道异物梗阻，可以实施自我腹部冲击法：用身边的物体（桌缘、椅背、栏杆等）或自己的拳头顶在腹中线剑突下脐以上（脐上两横指处）快速冲击腹部（见图 2-37）。

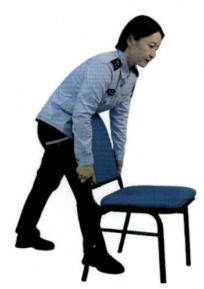

图 2-37　自我腹部冲击法

3. 婴儿气道异物梗阻解除方法

婴儿喉部组织发育不完善，喉反射功能不健全、咀嚼功能差，又喜欢将异物放入口中，受惊吓或哭闹时易发生气道异物梗阻。

（1）识别婴儿气道异物梗阻

当婴儿突然不能哭叫，面色发绀时，应及时识别，给予急救。

（2）"三明治"手法

婴儿取仰卧位，施救者一手拇指和四指分开扶住婴儿头部，前臂轻轻放在其胸部，固定婴儿的头颈胸，注意手不能遮盖口鼻；另一只手从婴儿身下伸入固定其后枕颈部，两只手臂夹住婴儿慢慢将其身体翻转过来，此操作方法亦称"三明治"手法（见图 2-38）。

（3）解除气道异物手法

① 让婴儿俯伏在施救者前臂上，施救者坐在凳子上或前弓步稳住自己，将前臂放在同侧大腿上稳定承托，婴儿的头应低于身体，施救者以另一手掌根部在婴儿两肩胛骨之间拍打 5 次（见图 2-39）。

② 如果异物没有排除，施救者拍背手的拇指和其余四指固定婴儿枕颈部，前臂贴紧婴儿背部脊柱，将其翻转过来，仰卧在施救者前臂上，施救者将前臂放在同侧大腿上稳定承托，仍然保持婴儿头低足高位，施救者另一手的食指和中指并拢在婴儿胸骨下半部，两乳头连线中点稍下方（胸外心脏按压的位置），进行 5 次快速、有力的冲击，深度约为胸廓前后径的 1/3（约 4 cm），速度略慢（约每秒钟 1 次）（见图 2-40）。

③ 如果异物排除，婴儿会哭出声或者有呼吸；如果异物没有排除，应继续进行上述（拍背＋压胸）操作，直到异物排除，或者婴儿失去反应。

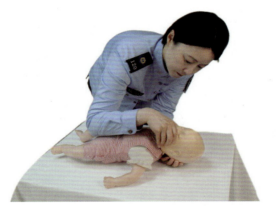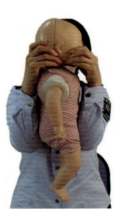

图 2-38 "三明治"手法

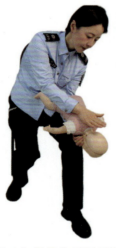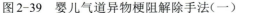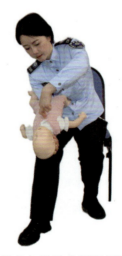

图 2-39 婴儿气道异物梗阻解除手法（一）   图 2-40 婴儿气道异物梗阻解除手法（二）

（二）不完全气道异物梗阻解除术

成人或儿童不完全气道异物梗阻患者：站在患者身侧陪伴安慰患者，并嘱其弯腰低头，用力咳嗽，直到异物咳出。婴儿不完全气道异物梗阻患者：尽快送医，不要给婴儿喂水喂食。

（三）注意事项

不论患者是成人、儿童还是婴儿，即使气道异物梗阻解救成功，患者排出异物，也要去医院就诊，检查异物是否对身体造成了损伤。如果经过抢救，异物没有排除，患者失去反应，应立即停止腹部冲击或者拍背压胸，将患者放在坚硬的平面上，判断呼吸，无呼吸立即开始 CPR。每次进行人工呼吸前，施救者应该检查患者口腔内是否有异物，如果有可见的异物，应立即清除，如果没有见到异物，继续 CPR；不要将手指伸入患者咽喉部去清除异物，以免将异物推入气道，或者损伤咽喉部出现水肿，加重气道阻塞。

课后复习题

1. 下列哪项是完全气道异物梗阻的表现？（　　）

A. 面色发红、大量出汗

B. 可以咳嗽，咳嗽时可听到喉头有一种特殊的喘鸣音

C. 可能自行解除

D. 不能说话、不能咳嗽、不能呼吸

2. 腹部冲击法如何操作？（　　）

A. 一手握拳放于腹中线脐上两横指处，另一手包住握拳手用力冲击

B. 一手握拳放于胸骨下段，另一手包住握拳手用力冲击

C. 一手握拳放于腹中线脐下两横指处，另一手包住握拳手用力冲击

D. 一手握拳放于剑突下两横指处，另一手包住握拳手用力冲击

3. 婴儿气道异物梗阻如何解除？（　　）

A. 胸部冲击 + 背部按压　　　　　　　B. 腹部冲击 + 胸部按压

C. 背部拍击 + 胸部按压　　　　　　　D. 背部拍击 + 腹部按压

4. 一人独处时发生异物梗阻要怎么办？（　　）

A. 自己一手握拳另一手包住握拳手，用力冲击腹中线脐上两横指处

B. 用椅背边缘冲击腹中线脐上两横指处

C. 用桌缘或栏杆冲击腹中线脐上两横指处

D. 以上都对

第五节　复原卧位与整体翻转

学习目标

了解复原卧位的概念；掌握复原卧位、整体翻转的适应证；掌握仰卧位转复原卧位的操作方法；掌握复原卧位转平卧位的操作方法；掌握俯卧位转仰卧位的操作方法；掌握整体翻转的操作方法。

一、概念

复原卧位（稳定的侧卧位），即"复苏后"的体位，经过 CPR 后患者自主循环恢复但意识尚未恢复，应将其置于此体位。复原卧位可保持患者姿势稳定不易晃动，防止患者舌后坠，保持气道开放，有助于口腔内分泌物或呕吐物流出，避免气道阻塞或误吸。

二、注意事项

若患者戴眼镜，或衣袋内有尖、硬物品，在翻转前应先摘下眼镜，取出尖、硬物品，如钥匙、钱包，避免损伤患者；放置成复原卧位的患者，需注意上面的手臂不要压着下面手臂的动脉，以免影响血液循环，必要时 30 min 调整一下姿势；如怀疑患者有脊椎受伤，现场又没有足够人手或施救者自觉训练不足，非必要时切勿移动患者；如复原卧位的患者发生呼吸心脏骤停，应立即放置为平卧位，开始 CPR 操作。

三、适应证

意识不清，但有呼吸、脉搏，脊椎未受伤的患者（如脑卒中、酒精中毒、高热）；CPR 成功，恢复自主循环但仍意识不清的患者（如未行气管插管）；癫痫发作停止，意识尚未恢复的患者。

四、操作方法

（一）仰卧位转复原卧位（见图 2-41）

1. 步骤一

患者仰卧于地面，施救者面向患者跪于其身体一侧，将其双下肢平放。

2. 步骤二

施救者将患者近侧上肢外展，肘部弯曲成直角，掌面向上，置于头外侧；随后将患者远侧上肢屈曲放在其胸前，手掌向下置于近侧肩部。

3. 步骤三

施救者将患者远侧下肢屈曲、立起，脚掌平放于地面；如无法固定可将脚压在另一下肢下面。

4. 步骤四

施救者一只手扶患者远侧上肢肩部或肘部，另一手扶其远侧下肢弯曲的膝部，朝向自己轻轻拉动患者，使其翻转成侧卧位。

5. 步骤五

调整患者头部，使其稍微后仰，并将其远侧手背向上置于脸颊之下，保持气道通畅。

6. 步骤六

调整患者下肢，使上方腿的髋关节和膝关节弯曲成直角，置于下腿的前方，保持复原卧位的稳定；若患者肢体受伤无法屈曲，可用卷起的毛毯等放在其胸前，支撑身体。

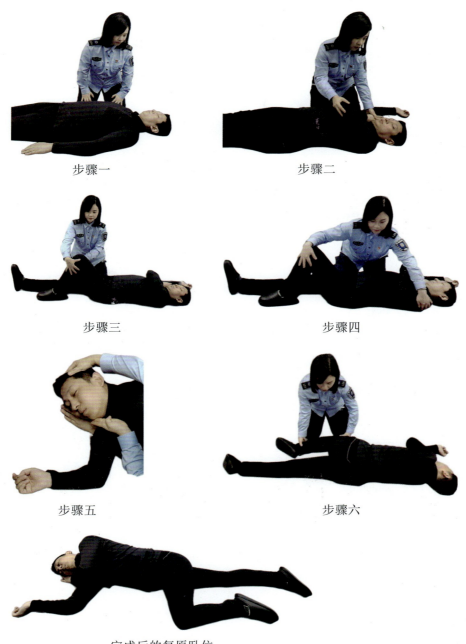

步骤一　　　　　　　　　　　步骤二

步骤三　　　　　　　　　　　步骤四

步骤五　　　　　　　　　　　步骤六

完成后的复原卧位

图 2-41　仰卧位转复原卧位

（二）复原卧位转平卧位

若复原卧位的患者出现呼吸心脏骤停，须立即将其置于平卧位以利于实施 CPR。施救者跪在患者对面，先将患者远侧下肢屈曲置于近侧下肢之上；施救者靠近患者头侧的手从屈曲的肘下伸过去扶住患者后颈，另一手扶住其屈曲的膝部；双手一起用力将患者翻转成平卧位。

（三）俯卧位转仰卧位

如果患者意识不清，且处于俯卧位，应将其翻转成仰卧位，以便于检查生命体征及进行抢救。翻转时，应保持患者的头颈和身体成一条直线；施救者跪在患者身体一侧，将患者双侧上肢向上伸直；施救者将患者远侧足部搭在其近侧小腿上；施救者用靠近患者头侧的手固定其头颈部，另一只手插入其对侧腋下，将患者向自身方向拉动，翻转成背向施救者的侧卧位，再继续缓慢翻转使其变成仰卧位；将患者向上伸直的双侧上肢放置于其身体两侧（见图2-42）。

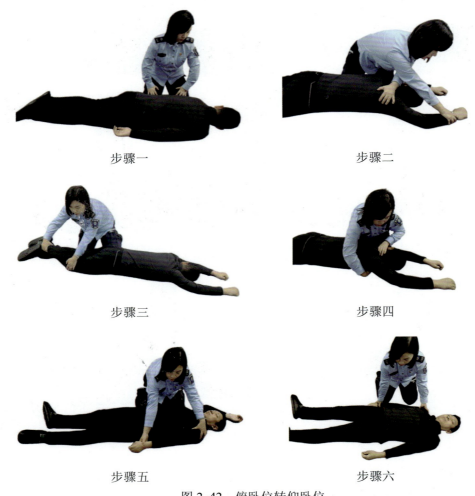

步骤一　　　　　　　　　　　　　　　　　　步骤二

步骤三　　　　　　　　　　　　　　　　　　步骤四

步骤五　　　　　　　　　　　　　　　　　　步骤六

图2-42　俯卧位转仰卧位

五、整体翻转

脊柱损伤患者最适宜的翻身法是三人协助患者轴线翻身法，即整体翻转法。

翻转方法

对患者进行整体翻转时，应先了解患者病情、意识状态及配合能力，并取得患者配合，开始操作前还应观察患者损伤部位、伤口情况等。患者取仰卧位，一名施救者跪于患者头部，双手在伤者颈部两侧，一手拇指和四指分开伸展至斜方肌，掌心向上，前臂紧贴患者头部；另一手五指分开固定患者头部，第二名施救者跪于患者一侧，双手分别置于患者远侧肩部、腰臀部并固定，第三名施救者双手分别置于患者远侧腰臀部、下肢并固定，第二名、第三名施救者放置于患者腰臀部的手形成交叉，患者头部位施救者发令指挥，三人一起发力，使患者头、颈、腰、髋保持在同一水平线将患者翻转成侧卧位。翻转过程中注意保持患者脊椎平直，避免因脊柱扭曲而导致脊髓损伤的进一步加重，确保患者安全（见图2-43）。

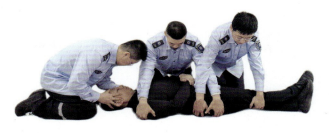

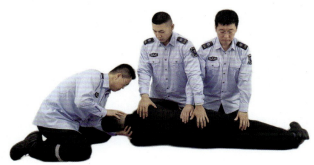

图 2-43 整体翻转

课后复习题

1. 下列哪项是复原卧位的适应证？（   ）

    A. 颈椎损伤
    B. 骨盆骨折
    C. 意识清醒
    D. 酒精中毒

2. 复原卧位有（   ）优点。

    A. 可防止呕吐物误吸
    B. 有利于气道开放
    C. 保持身体稳定
    D. 以上都是

3. 下列哪项是复原卧位？（   ）

    A. 稳定的侧卧位
    B. 稳定的仰卧位
    C. 稳定的俯卧位
    D. 稳定的平卧位

4. 复原卧位的患者出现心跳呼吸骤停，要放置成（   ）体位。

    A. 侧卧位
    B. 头低脚高位
    C. 仰卧位
    D. 头高脚低位

第六节 搬运术

学习目标

了解搬运的概念；了解现场搬运的适用情况及意义；掌握现场搬运的原则；掌握现场搬运的方法。

一、概念

搬运是指将患者从事发现场移动到安全区域的过程。原则上，所有患者应尽量在现场施救，除非现场环境有危险，需移动至安全、适合急救的场所。

二、搬运的适用情况

（一）所处环境有危险，威胁患者生命安全时

患者所处环境有危险，随时可能会因周围环境的改变而威胁患者及施救者生命安全，如塌方、爆炸、火灾、山崩、泥石流，需将现场患者转移到安全的地方。

（二）患者需改变体位，以便于紧急施救时

如将患者移至适宜实施 CPR 的平硬地面上，或将患者由俯卧位转为仰卧位，以方便检查生命体征和实施急救。

（三）现场环境不利于采取急救措施时

如患者处于水中、淤泥中、树上、岩石上时。

（四）其他

如避免阻碍对其他伤者施救。

三、正确搬运的原则

（一）搬运前需进行评估

搬运前需先评估患者伤势、体重、搬运所需时长、施救者自身体力、可能遇到的困难等，然后选择适合的搬运方法。怀疑有脊柱、骨盆、双下肢骨折的患者不应尝试站立。

（二）做好患者伤情处置

搬运前检查患者病情并采取适当的急救措施，搬运动作轻柔、方法得当，尽量避免或减少搬运过程中对患者的进一步伤害。

（三）选择适当搬运方法

根据现场环境、患者情况选择合适的搬运方法，并且要考虑人手是否齐备、物品有无不足，以及运送距离和沿途情况等，搬运时必须保证患者途中安全。使用担架搬运时，确保其稳固，并可在必要情况下制作简易担架。

（四）掌握正确搬运技巧

掌握正确的搬运姿势和技巧，以减轻自身的负担和避免对患者的伤害。施救者应避免腰背及关节受伤，搬运时腰部挺直，使用大腿肌肉力量，避免弯腰；身体保持平衡，防止意外跌倒。多人搬运时，动作应协调一致，并根据地形调整搬运方向。

（五）随时观察患者病情

搬运过程中必须密切关注患者的生命体征和病情变化。根据患者情况采取合适卧位，以有利于呼

吸和血液循环为原则。搬运途中发生紧急情况应立即停止搬运,就地进行急救处理。

四、正确搬运注意事项

(一)做好人员、器材的安排和准备

尽量动员人手、确定搬运步骤,在人员物品未准备妥当时,切忌盲目搬运。

(二)及时沟通,取得配合

搬运前,告知患者搬运过程和安排,尽量减少其紧张和恐惧感,并进行沟通,以取得配合,保证操作顺利进行。

(三)保持平衡,确保安全

搬运过程中注意保持平衡,尽量减少震动和颠簸,特别是怀疑脊柱损伤患者,应确保安全。

(四)特殊情况

特殊现场搬运患者应按特殊方法进行,如在毒气泄漏现场,应先用湿毛巾掩住口鼻或使用防毒面罩,以防中毒。

五、搬运方法

(一)徒手搬运方法

徒手搬运法不需任何器材,可使患者迅速脱离致伤环境,适用于运送路途较近、病情较轻、无骨折的患者,也适用于搬运工具无法通过的地方。

1. 单人徒手搬运法

(1)扶行法

适用于清醒、一侧肢体受伤但能够站立步行的患者(见图2-44)。此搬运法不适用于有髋关节、膝关节扭伤或有下肢骨折者。

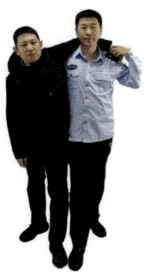

图2-44 扶行法

操作方法：施救者立于患者身体一侧，一手从患者背后抱住其腰部；患者近侧手绕过施救者颈后至其肩上，施救者另一手抓住患者近侧手，使患者依靠着施救者；两人同时先移动内侧脚，步调一致前行。

（2）背负法

适用于神志清醒，体重较轻，双上肢未受伤，或仅有轻伤、无骨折，但不能行走的患者。此搬运法不适用于呼吸困难、胸部创伤、腹部创伤的患者（见图2-45）。

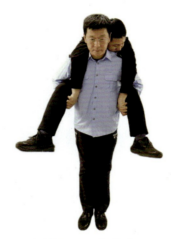

图2-45　背负法

操作方法：施救者背向患者蹲下；嘱患者将双臂从施救者肩上伸到其胸前环抱，两手紧握；施救者双手绕过患者大腿，抓紧自己腰带或患者双手腕部，上身略向前倾行走。

（3）抱持法

适用于神志清醒、体重较轻、伤势不重且没有骨折的患者，是短距离搬运的适宜方法（见图2-46）。

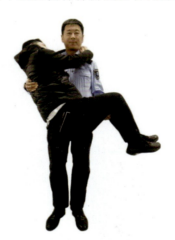

图2-46　抱持法

操作方法：施救者面向患者蹲在其身体一侧，一手托住患者大腿及腘窝处；另一手从患者腋下绕至其背部；患者双手抱紧施救者的颈部；施救者平稳抱起患者行进。

（4）拖运法

适用于人手不够或施救者力气不足，而现场环境危险，不能使用其他搬运方法，又需紧急移动患者时，也可用于意识不清或虽然意识清楚但无法自行移动的患者（见图2-47）。

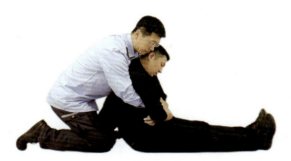

图 2-47　拖运法

操作方法：施救者将患者双臂交叉放于胸前，在其背后蹲下；施救者双手穿过患者腋下，抓住患者同侧手腕及前臂；施救者向后用力，缓慢拖行。

（5）爬行法

适用于在狭窄空间或者浓烟环境下，搬运清醒或昏迷的患者（见图 2-48）。

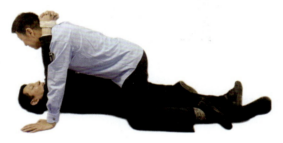

图 2-48　爬行法

操作方法：患者平卧，施救者用布条等将患者双手绑住；施救者面对患者，双手撑在患者身体两侧地面上，双膝分开，从患者身体上方骑跨跪地；将患者双手扣于施救者颈后。施救者抬头使患者头、颈、肩部离开地面，缓慢爬行前进。

2. 双人徒手搬运法

如果施救者人手足够，或患者病情不适合单人搬运法，可采用双人搬运法。

（1）双人扶腋法

适用于伤势不重、神志清醒、上肢未受伤的患者（见图 2-49）。

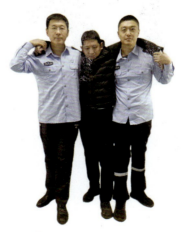

图 2-49　双人扶腋法

操作方法：两名施救者立于患者身体两侧，各伸出靠近患者体侧手，在患者背后交叉抓住其腰带或衣服；患者两手臂分别绕过两侧施救者肩部，两施救者另一手紧握患者手或手腕；同时支撑其行走，注意步调一致。

（2）前后扶持法

适用于意识不清、缺乏行动能力的无骨折并排除前臂或肩部受伤的患者（见图2-50）。

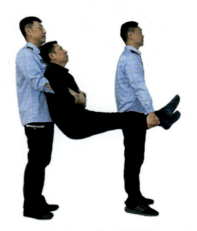

图2-50　前后扶持法

操作方法：患者坐起，双臂交叉于胸前；一施救者面向患者在其背后蹲下，双臂穿过其腋下，在患者身前抓紧其手腕及前臂；另一施救者背对患者蹲在其腿部一侧，可将患者双腿交叠，施救者用力抓紧患者两腿近足踝处；两名施救者一同慢慢站起，步调一致前行。

（3）双人拉车式

适用于将意识不清的患者移上担架或在狭窄的地方搬运（见图2-51）。

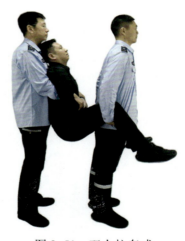

图2-51　双人拉车式

操作方法：一名施救者面向患者后背蹲下，两手从其腋下穿过，将患者两前臂交叉放于胸前，并抓住患者手腕，将其抱住；另一施救者背对患者蹲在其两腿中间，两手抓住患者双腿膝下位置；两名施救者同时起身，一前一后步调一致前行。

（4）双手座法

适用于神志清醒、病情较轻而行走困难的患者（见图2-52）。

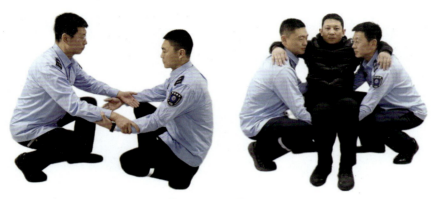

图2-52 双手座法

操作方法：两名施救者分别面向患者蹲在其身体两侧，各伸出一手在患者背后交叉抓住患者腰带，另一手伸入患者大腿下方相互紧握对方手腕；患者坐在施救者互握的手上，背部支持于施救者另一手臂上；施救者尽量将身体贴近患者，保持背部挺直慢慢站起，一同起步，外侧脚先行。

（5）四手座法

适用于神志清醒可以配合、病情较轻但不能行走的患者（见图2-53）。

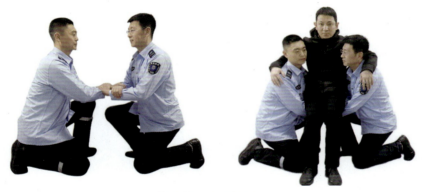

图2-53 四手座法

操作方法：两名施救者面对面蹲在患者身体两侧，各自以右手紧握自己左腕，左手紧握对方右腕；患者双手扶住施救者肩部，坐在施救者互握的手上；两施救者同时慢慢站起，一同起步，步调一致前行。

3.多人徒手搬运法

适用于怀疑脊椎受伤，或不适合采用单人、双人搬运法，且施救者人数充足时，将不能行走的患者移动至担架上。

（1）三人搬运法

操作方法：患者平卧，三名施救者单膝跪于患者身体一侧，分别在肩部、腰部、膝踝部，将双手伸到患者对侧，手掌向上抓住患者；由中间的施救者发令指挥，三人同时发力，保持患者的脊柱为一轴线平稳抬起，放至施救者膝盖或大腿上；三人再同时站立，将患者抬起；其中一人指挥发令，三人步调一致，将患者轻轻放置于担架上（见图2-54）。

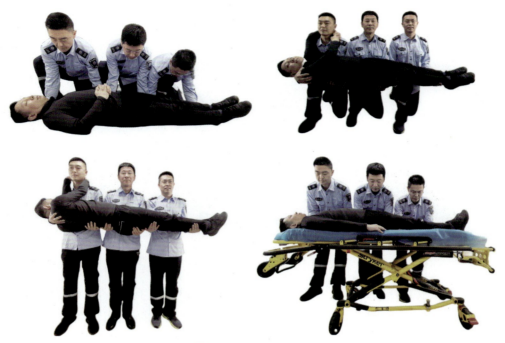

图 2-54　三人搬运法

（2）四人搬运法

操作方法：三名施救者跪于患者身体一侧，一人用双手托住患者头颈、肩部，其他两人用手分别托住患者腰部、臀部、膝部、腿部；第四名施救者跪于患者身体另一侧，托住患者头颈及腰部；四名施救者同时抬起患者，放至三名施救者膝盖或大腿上，第四名施救者取来担架，四人合力轻轻放置于担架上（见图 2-55）。

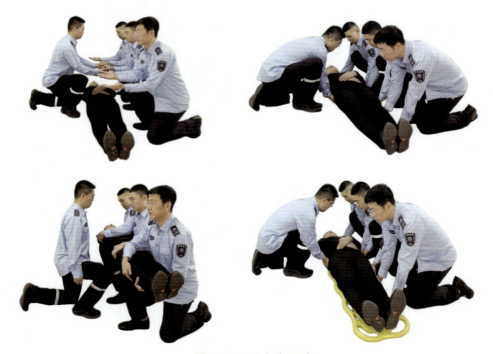

图 2-55　四人搬运法

（二）使用器材搬运法

使用器材搬运患者,保护性较强,可使患者感受舒适。对于搬运意识不清、脊椎受伤或存在骨折的患者尤其重要。常用的搬运器材有帆布担架、铲式担架等各类担架,以及轮椅、脊柱板、毛毯等,也可根据患者情况就地取材。

1. 担架搬运法

担架搬运法适用于重伤患者的长距离搬运。

（1）铲式担架搬运法

铲式担架可以在不移动患者的情况下将患者固定在担架上。适用于不能行走的患者,尤其是骨盆骨折的患者,但怀疑颈椎损伤者须注意固定头部（见图2-56）。

操作步骤（见图2-57）：

① 打开铲式担架中间部位两侧的锁扣,抽拉下端,可将担架拉长,最长可达2 m。

② 将铲式担架放于患者身体一侧,担架顶端与患者头顶部平齐,足底位于铲式担架边框内侧,粗测担架长度是否合适并作适当调整长度,直到听到"咔嗒"声,确定锁扣扣紧。

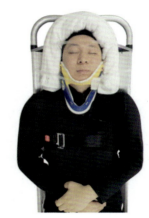

图 2-56 毛巾卷固定患者头部

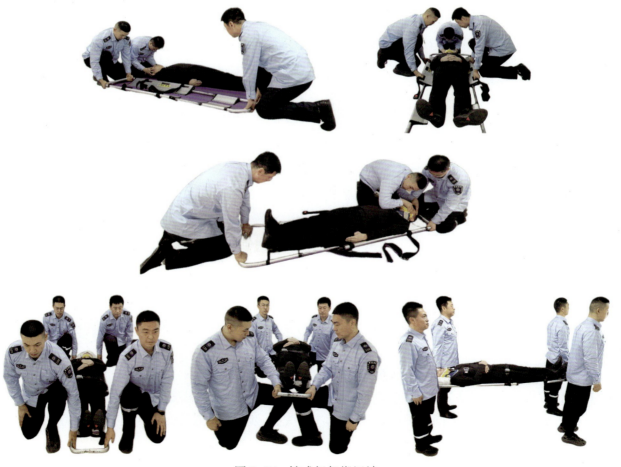

图 2-57 铲式担架搬运法

③ 打开担架顶端和尾部中间的卡扣，将担架分成左右对称的两部分，分别置于患者身体两侧。

④ 将患者远侧下肢搭在近侧上面，施救者一手扶患者对侧肩部，一手扶髋部，使患者身体稍向近侧倾斜，另外两名施救者将担架的一片置于患者对侧身下。

⑤ 用同样方法将担架另一片置于患者身下，将患者上身稍抬起，避免挤到背部软组织，扣紧头侧卡扣，再将脚端的卡扣扣紧。

⑥ 扣紧约束带，将患者固定到担架上，松紧度要合适。

⑦ 四名施救者分别位于担架的四角，同时抬起患者，头朝后、脚朝前，步调一致搬抬。

（2）颈部（脊椎）损伤患者的搬运方法（脊柱板搬运）

颈部损伤可能造成头颈部以下运动和感觉消失，导致高位截瘫。怀疑颈部损伤的患者，搬运前，必须妥善固定其头颈部，使用脊柱板搬运。

操作步骤：

① 一名施救者跪在患者头侧，双手固定其头部，并使用颈托固定头颈部。

② 三名施救者使用整体翻转的方法将患者转成侧卧位。

③ 将脊柱板放置在患者对侧身旁，位于患者头侧的施救者发令，三人同时将患者平放到脊柱板上。

④ 上头部固定器、约束带。

⑤ 四人位于脊柱板四角，同时抬起脊柱板。

⑥ 四人脚步协调，行动一致，平稳前进。

2. 毛毯搬运法

适用于没有骨折的患者。当搬运通道狭窄时，也可以采用（见图2-58）。

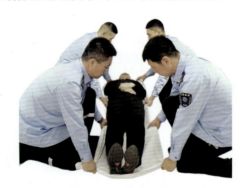

图2-58 毛毯搬运法

操作步骤：

① 将毛毯（床单、薄被等）卷至半幅，卷边靠近患者。

② 四名施救者分别跪在患者两侧头肩、腰腿位置，一起将患者身体转成侧卧位，并使毛毯卷边紧密靠近患者背侧。

③ 将患者轻轻放平，使毛毯卷边从对侧身下露出并拉平。

④ 四名施救者在伤者头、肩、臀、腿的位置抓住毛毯边，并保持毛毯紧绷。

⑤ 一名施救者发令，四人同时抬起患者，头部方向先行，步调一致前进。

课后复习题

1. 现场搬运方法主要有哪两种？（　　）

    A. 单人搬运、双人搬运　　　　　　　B. 徒手搬运、器材搬运

    C. 徒手搬运、担架搬运　　　　　　　D. 单人搬运、多人搬运

2. 怀疑颈椎损伤患者要如何搬运？（　　）

    A. 固定头颈部，头颈身体呈一直线整体翻转，脊柱板搬运

    B. 通道狭窄可徒手固定头颈，毛毯搬运

    C. 紧急情况可背负法搬运

    D. 双人扶掖法搬运

3. 骨盆骨折患者选择哪种搬运方式？（　　）

    A. 扶持法　　　　　　　　　　　　　B. 背负法

    C. 铲式担架　　　　　　　　　　　　D. 脊柱板

4. 四手座法适应于哪种患者？（　　）

    A. 昏迷患者　　　　　　　　　　　　B. 骨折患者

    C. 颈椎损伤患者　　　　　　　　　　D. 清醒患者

创伤救护 第三章

第一节 概 述

学习目标

了解伤口的分类与特点；掌握伤口现场处理急救目标及注意事项。

伤口是正常皮肤组织在致伤因子(手术、外力、热、电流、化学物质、低温等)作用下造成的组织损伤，导致皮肤完整性遭到破坏，皮肤正常功能受损，严重时伴有神经、血管、内脏、骨骼损伤。现场正确及时地处理伤口，会降低后期伤残率。反之，可能会引起伤口化脓感染，甚至引起全身感染、失血性休克等，危及生命。

一、伤口的分类与特点

（一）根据体表组织的完整性分类

1. 开放性创伤

有肉眼可见的伤口和出血现象，细菌有机会由伤口入侵而导致感染。

2. 闭合性创伤

机体表面没有伤口，但可有红肿、疼痛、瘀血、畸形等表现。难以评估失血的程度，可能血液已大量流失于腹腔、胸腔或皮下及肌肉组织中。

（二）根据导致创伤的原因分类

1. 擦伤

因皮肤受摩擦而受损,例如跌倒在沙地上。伤口通常留有污泥、沙石等,从而增加感染细菌的机会。

2. 刺伤

由尖锐物品如针、钉等造成。伤口表面虽然细小,但可能很深,细菌会被带往伤口深部而引起感染。如果刺伤部位为腹部或胸部,可能伤及内脏。

3. 割伤

被锋利的物品例如刀、玻璃片等造成的伤口。伤口边缘通常比较整齐,可伤及皮下组织。如果伤及大血管,可能会造成大量出血。

4. 裂伤

可因为机器挤压或动物撕抓造成。伤口多成不规则形状,皮肤组织受损伤程度较大,伤口容易受细菌感染。

5. 挫伤和瘀伤

由钝物打击造成,通常为闭合性损伤。皮肤会因为皮下毛细血管爆裂而导致瘀血肿胀,严重者可伴有骨折和内脏损伤,造成大量的内出血。

6. 枪伤

由子弹射进体内造成。伤处入口可能细小,但因为冲击性大,会引起严重的内部组织器官创伤。子弹可能会由身体另一面射出,弹道出口通常会较大和不规则。

二、伤口现场处理急救目标及注意事项

（一）伤口现场处理

1. 急救目标

（1）立即止血

（2）防止感染

（3）帮助愈合

（4）防止再次损伤

2. 注意事项

（1）创伤现场

伤者伤情不确定,为防止损伤颈椎,加重病情,施救者应该从伤者正面接近,表明身份,获得伤者或其亲友的同意,才可以施救。如果伤者不清醒,也没有亲友在现场,则默认为伤者同意施救。

（2）条件允许时,急救者要戴帽子、口罩和手套(如有喷射性出血需戴护目镜),做好防护。注意避免直接接触伤口或伤者的体液(见图 3-1),并尽可能使用已消毒的急救物品。

（3）如果伤口严重出血,应立即制止出血。

（4）尽可能在洁净和光线充足的环境进行伤口的评估和处理。

（5）优先选用对皮肤刺激小、杀菌效果好、可以直接处理伤口的碘伏清创消毒。

（6）用生理盐水或者清洁的水冲洗有少量异物的伤口，冲洗时应避免将污物冲入伤口内引起感染。

（7）用棉球处理伤口时，尽量用干净的镊子等器械夹棉球进行操作。应沿着伤口的边缘作环形离心性向外擦拭。不应来回擦拭。如果伤口大，要更换棉签、棉球。

（8）伤口消毒后通常要覆盖无菌纱布防止感染。需要特别注意，有些伤口应该开放，例如犬咬伤的伤口和深而小的伤口。

（9）急救处理后，如有需要应进一步寻求医疗帮助，如注射破伤风抗毒素、狂犬疫苗。

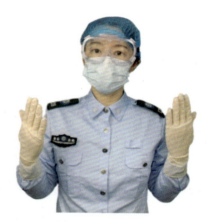

图 3-1　个人防护

（二）有异物的伤口

伤口内若有异物会增加感染机会和妨碍伤口愈合，例如玻璃碎片、泥沙或木屑、金属片。但如异物为匕首等锐器嵌入伤口内，切勿试图在现场清除异物，以免造成更大的伤害或不能控制的大量出血。

1. 急救目标

（1）控制出血

（2）固定异物

（3）寻求医疗援助

2. 伤口处理注意事项

在伤口表面并且松动的异物，如碎玻璃或泥沙，可轻松去除或用水冲走；对嵌入伤口的异物，可在异物两旁加上敷料，在伤口两侧施压，减少出血。也可使用环形垫固定异物，注意不要把异物压入伤口以免造成更大伤害（见图 3-2、图 3-3）；寻求医疗援助。

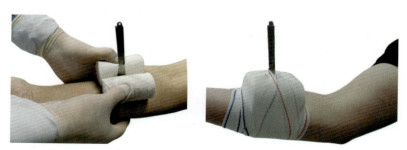

图 3-2　有异物伤口处理（绷带法）

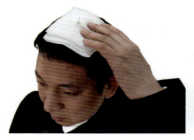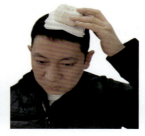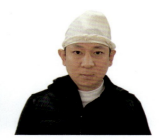

图 3-3 有异物伤口固定(三角巾法)

课后复习题

1. 根据体表组织的完整性伤口可分为( )。

    A. 开放性和闭合性
    B. 感染性和非感染性
    C. 出血性和非出血性
    D. 枪击伤和锐器刺伤

2. 下列哪项不是有异物伤口现场处理的目标? ( )

    A. 控制出血
    B. 固定异物
    C. 帮助愈合
    D. 寻求医疗援助

3. 伤口现场处理错误的是( )。

    A. 伤口严重出血,应立即制止出血
    B. 伤口消毒优先选用碘伏
    C. 用生理盐水冲洗少量异物的伤口
    D. 犬咬伤的伤口要及时包扎防止感染

第二节 止血术

学习目标

掌握危及生命的大出血的识别;掌握现场止血的方法。

一、不同类型血管出血特点

(一)动脉出血

由于血液含氧量高,所以颜色鲜红。因压力较高,血液会从伤处喷出。在闭合创伤中,血液不能流出体外,会使伤处快速肿胀。

（二）静脉出血

血液因含氧量低而呈暗红色。血液会因压力较低，而由伤口慢慢流出。如果主要的静脉破裂，出血也可以很严重。

（三）毛细血管出血

一般创伤（闭合或开放）都会有轻微毛细血管出血，血液缓慢渗出，呈鲜红色。

二、出血对人体的影响

成人全身血量为自身体重的 7%～8%，当出血量超过全身血量的 15% 时，伤者会出现口渴、皮肤湿冷及苍白，脉搏加快；当出血量超过 40% 时，伤者会出现意识丧失、呼吸浅而弱、脉搏微弱、血压下降甚至心脏骤停。

三、止血的方法

外出血常用的止血方法，包括直接压迫止血法、间接止血法、止血带止血法。

（一）直接压迫止血法

直接在伤处施压止血，压扁伤处的血管会使血流减慢，使血凝块较易形成。伤口处出血不止时，急救者应首先采用直接压迫止血法。需注意的是，当伤口出血而同时有骨折或异物时，切勿在伤处直接施压，以免造成更严重的伤害。直接压迫止血法操作流程见表 3-1。

表 3-1　直接压迫止血法操作流程

步骤	操作
1	发现患者受伤，确保周边环境安全，取得伤者或亲友同意。
2	呼叫 120，寻求医疗援助。
3	急救者戴手套、护目镜，做好个人防护。
4	评估伤口，判断伤情。
5	给伤处覆盖敷料，敷料需完全盖住伤口。
6	急救者用手掌或指腹用力压住敷料，压迫伤口 5～10 min，观察伤口有无出血。
7	如果出血已渗透敷料，不要更换，避免扯开血凝块，造成继续出血，应加盖敷料，并增加力度按压。
8	如果出血已停止，应采用绷带或三角巾辅助止血。

（二）间接止血法

如果直接压迫法无法控制出血或情况不适合使用直接压迫法，如有严重裂伤或伤肢被卡在机器内，可选择间接止血法。在压迫点上施压，压扁流向伤肢的动脉，阻止血液流入伤肢。

1. 上肢间接压迫法

肱动脉沿上臂内侧延伸，位于上臂中段内侧肱二头肌下缘，急救者可将肱动脉压向肱骨，以达到止血效果（见图 3-4）。

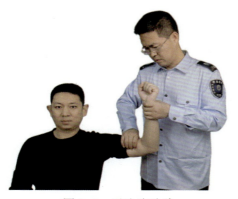
图 3-4 压迫肱动脉

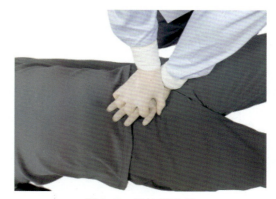
图 3-5 压迫股动脉

2. 下肢间接压迫法

股动脉经过腹股沟的中央,在下肢大量出血时,急救者可用拇指或掌根将股动脉压向骨盆,以达到止血的效果(见图 3-5)。

(三)止血带止血法

四肢的损伤,如撕脱伤、断肢、撕裂伤等不能由直接压迫控制的活动性大出血,都符合止血带应用指征。止血带通过环形压迫伤口近端的血管,减少远端出血。

常用的止血带有橡胶管止血带、充气式止血带、旋压式止血带,也可以用现场有效物品自制止血带。(注意:止血带有可能造成神经、血管损伤,肢体缺血甚至坏死,所以使用止血带应非常谨慎。)

1. 旋压式止血带的使用

(1)选择距离伤口近心端 5 cm 处,注意避开关节。

(2)在皮肤与止血带之间加衬垫(棉垫、毛巾)保护,避免直接接触皮肤。

(3)将止血带在衬垫上绕肢体一圈,末端穿过卡口后反折粘贴。

(4)旋紧绞棒增加止血带的压力,直至出血停止,固定绞棒于卡槽内。

(5)标记使用止血带的时间,具体到分钟(见图 3-6)。

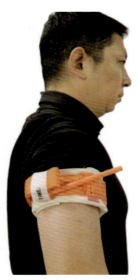
图 3-6 旋压式止血带

2. 自制止血带（见图 3-7）

（1）将三角巾或长布巾折成约 5 cm 宽的带状。

（2）选择伤口上缘近心端 5 cm 处上止血带。

（3）将布带缠绕肢体一圈（衬垫），然后打半结（止血带），再打活结。

（4）将木棒插入衬垫上方、止血带下方，旋转绞紧，直至出血停止。

（5）拉紧活结，固定止血带。

（6）标注使用止血带时间，具体到分钟。

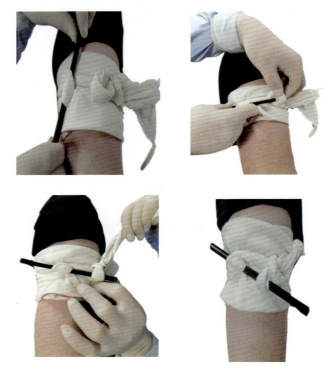

图 3-7　自制止血带

3. 注意事项

（1）一旦使用了止血带，远端肢体就面临着缺血坏死的风险。研究证实在止血带使用两小时之内不会出现神经肌肉损伤。如转运时间预计超过两小时，则应在能够止血的前提下，尽早考虑换用其他替代止血的方法，例如止血剂的应用。

（2）不建议定期松解止血带，因其不能缓解远端肢体缺血，反而增加出血量。超过 6 h 肢体损伤不可逆转，同时机体会产生大量毒素，这时放开止血带将导致伤者有生命危险，故在急救转移途中不能贸然松解止血带。

（3）任何无法控制的出血都被认为会危及生命。不要因为重新使用止血带和止血材料延误运送伤者。

课后复习题

1. 各种类型血管出血特点不正确的是(　　　)。
   A. 动脉出血从伤处喷出
   B. 静脉出血由伤口慢慢流出
   C. 毛细血管出血缓慢渗出
   D. 动脉出血缓慢涌出

2. 左上臂出血,经加压包扎无法止血,下列救治方法正确的是(　　　)。
   A. 不可使用非弹性的绳索、电线、铁丝等作为止血带
   B. 止血带应缚在伤口近心端 5 cm 处
   C. 使用止血带必须在显著位置注明结扎止血带时间
   D. 以上都是

3. 下列止血操作过程中,错误的是(　　　)。
   A. 止血时无须戴医用手套
   B. 应脱去或剪开衣服,充分暴露伤口,利于检查出血部位
   C. 不要去除血液浸透的敷料,应在其上另加敷料并保持压力
   D. 不要对嵌有异物或骨折断端外露的伤口直接压迫止血

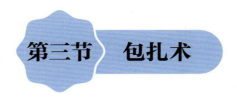

第三节　包扎术

学习目标

掌握现场包扎的方法;了解包扎伤口的基本原则;熟悉包扎材料的应用。

一、包扎伤口的基本原则

应让伤者舒适地坐下或躺下;尽可能面对伤者进行操作;包扎前要充分暴露伤口,采取清洁、消毒、止血等措施妥善处理伤口;包扎材料应清洁无菌,包扎时要全部覆盖伤口,防止感染。

包扎的松紧度要适宜,避免包扎过紧或过松;四肢包扎后,应露出手指或足趾检查末梢血液循环,以后每隔 10 min 检查一次;包扎打结部位应在肢体的外侧或前面,避免在伤口处或坐卧时受压的部位打结,打结处应加衬垫保护;上肢外伤包扎后应悬吊,下肢包扎后注意将伤肢抬高,减轻肿胀。

二、包扎材料的应用

急救常用的有三角巾、绷带卷、纱布等。理想的敷料必须经过消毒处理,而且质地要柔软,吸水力强。创可贴是小型的敷料,用于小伤口。临时敷料可以就地取材,最好能具备 5 个条件:柔软、透气、无黏性、清洁及吸水(见图 3-8)。

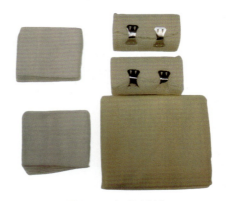

图 3-8　包扎材料

（一）三角巾

三角巾用棉布制成，将面积为 1 m² 的正方形布巾对角剪开，即成为两块三角巾。三角巾由底边、斜边、顶角、两个底角组成（见图 3-9）。

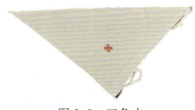

图 3-9　三角巾

1. 三角巾的用途

（1）临时敷料

（2）可制成环形垫，帮助处理有断骨或有异物的伤口（见图 3-10）。

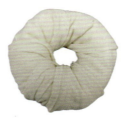

图 3-10　环形垫

（3）做悬带，承托上肢。

（4）可折叠成宽带或窄带，用于承托及固定伤肢、处理掌心出血。

2. 三角巾的折叠方法。

（1）宽带（见图 3-11）

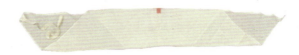

图 3-11　宽带

（2）窄带（见图3-12）

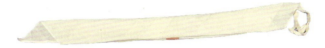

图3-12　窄带

3. 三角巾做大手挂

（1）应用范围

上肢受伤时的悬吊与固定，前臂骨折和肱骨骨折的临时固定，简单肋骨骨折临时固定。

（2）大手挂的操作方法（见图3-13）

① 伤者受伤手臂在胸前自然弯曲，手及手腕高于肘部（80°～85°）。将三角巾放置于手臂与胸部之间，顶角对肘关节处。

② 将颈部位置的底角绕过颈后至患侧锁骨窝处，另一侧底角向上覆盖手和前臂，在患侧锁骨上凹陷处打平结。

③ 急救者一手固定三角巾顶角，一手轻推伤者肘及上臂，至手指末节露出，以便观察血液循环的情况。

④ 将伤者手肘处三角巾的顶角旋转扭紧。

⑤ 检查末梢血液循环：压迫伤者指甲直至变白，然后放松，两秒内应恢复正常颜色。若依然呈现白色，提示包扎过紧，应立即松解调整（见图3-14）。

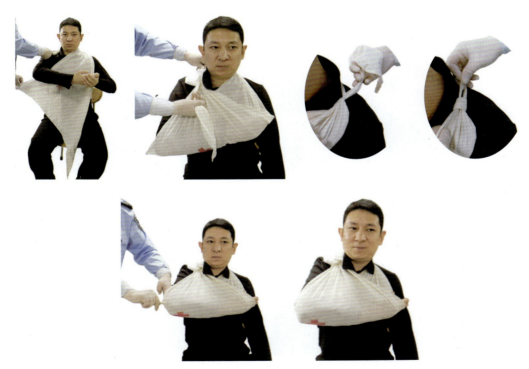

图3-13　大手挂的操作方法

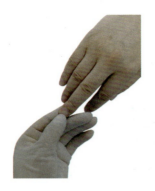
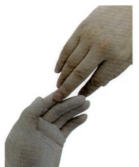
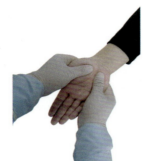
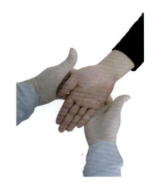

图 3-14　检查末梢血液循环

4.三角巾做小手挂

（1）应用范围

上肢外伤的悬吊和固定；锁骨骨折、复杂肋骨骨折和肩关节脱位的临时固定。

（2）小手挂的操作方法（见图 3-15）

① 将伤者受伤的前臂斜放在胸前，手指位于锁骨处。

② 将三角巾全幅打开，盖住伤者前臂及手背及上臂的 1/2，顶角置于肘关节处。

③ 将三角巾斜边与底边分别向内包裹上臂和前臂，并将底角绕过后背，到健侧锁骨窝处与另一底角打平结。

④ 检查桡动脉搏动。

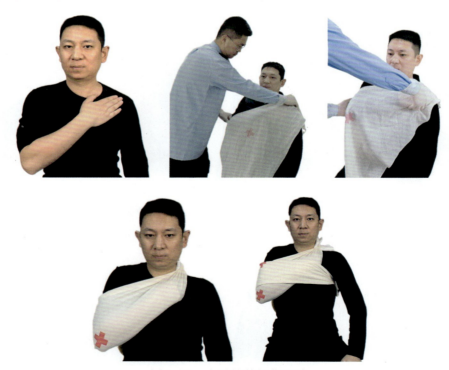

图 3-15　小手挂的操作方法

5.三角巾头部帽式包扎

（1）应用范围

头顶部、前额部外伤包扎,协助止血。

(2)头部帽式包扎的操作方法(见图3-16)

① 除去伤者眼镜与头饰。

② 伤处覆盖敷料后,将三角巾底边向内折叠约2 cm,置于伤者眉毛上方,三角巾底边中点与眉心对齐,注意不要遮眉。

③ 将三角巾两边的底角经耳廓上方向后收紧,在枕骨后交叉,再绕回至前额处,靠近底边打平结。将带尾摺入三角巾边缘内。

④ 在枕后将顶角轻轻拉紧后摺入三角巾带内。

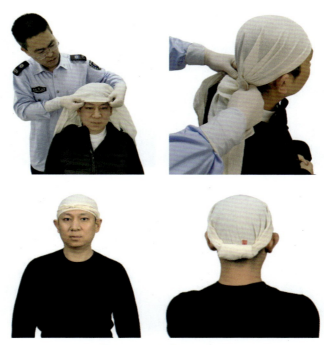

图3-16　头部帽式包扎

(二)绷带卷

绷带卷有弹性绷带和纱布绷带两种材质,有不同宽度可供选择。弹性绷带有利于关节的活动,纱布绷带吸水性强,有利于出血伤口的包扎。

1. 绷带卷的用途

(1)固定敷料、软垫在受伤部位,协助保护创面,减少感染。

(2)固定关节、肢体,减少活动,减轻疼痛,促进康复。

(3)固定夹板及替代用品,如骨折的临时固定。

2. 绷带卷使用的一般原则

(1)使用适当宽度的绷带卷。

(2)绷带卷的外侧面贴着伤者皮肤,由内向外、由远心端向近心端包扎。

(3)绷带缠绕时应覆盖上一圈的2/3,外露1/3。

(4)包扎开始及包扎完成时,应至少平绕一圈做固定。

3. 螺旋形包扎法

（1）应用范围

前臂、上臂、大腿、小腿外伤包扎。

（2）螺旋形包扎的操作方法（见图 3-17）

① 在伤口处覆盖敷料，敷料大于伤口。

② 选择适当材质、宽度的绷带（上肢用 5 cm，下肢用 7.5 cm 绷带）。

③ 自敷料的远心端环形缠绕 1～2 圈，然后继续斜向近心端缠绕，每一圈需遮盖住前一圈的 2/3。

④ 当敷料完全被遮盖后，继续缠绕 2～3 圈固定。

⑤ 固定方法可选用绷带扣、黏性胶布、安全别针或直接塞入前一圈的绷带内。

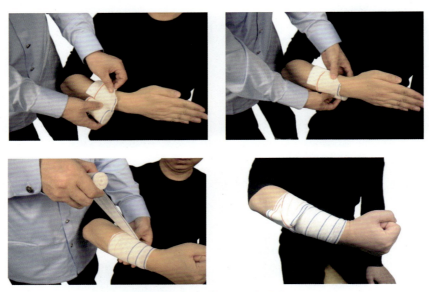

图 3-17　绷带螺旋式包扎

4. "人"字形包扎法

（1）应用范围

肘部、膝部、足跟关节处的外伤包扎、固定。

（2）"人"字形包扎的操作方法（见图 3-18）

① 在关节伤口处覆盖敷料，敷料大于伤口。

② 选择适当材质、宽度的绷带（上肢用 5 cm，下肢用 7.5 cm 绷带）。

③ 将肘关节、膝关节 90° 弯曲。

④ 绷带放在肘、膝、足跟中央处，由内向外环形缠绕 2～3 圈以固定敷料。

⑤ 以肘、膝、足跟中间位置为界，向上绕一圈，遮住第一圈的上 1/3，再向下绕一圈，遮住第一圈的下 1/3。

⑥ 分别向上、向下进行螺旋包扎（每一圈需遮盖住前一圈的 2/3），直至关节处被完全覆盖，将绷带末端固定于身体的外侧缘。

⑦ 完成包扎后上肢需要悬吊，下肢需承托抬高。

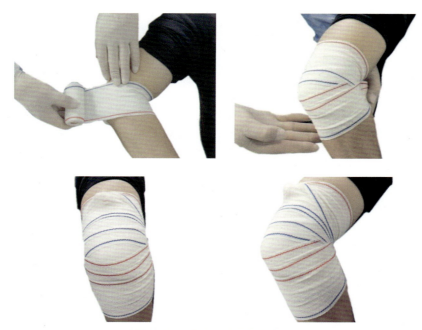

图 3-18　绷带"人"字形包扎

5."8"字形包扎法

（1）应用范围

手心、手背、足部外伤包扎、固定。

（2）"8"字形包扎的操作方法（见图 3-19）

① 在手背或手心伤口处放上敷料，敷料要比伤口大。

② 绷带在手腕处由内向外环形缠绕 2～3 圈做固定。

③ 引绷带经食指绕到尾指侧，在四指甲床处缠绕一圈。

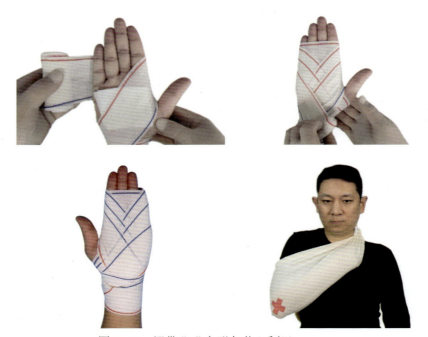

图 3-19　绷带"8"字形包扎（手部）

④ 反复用"8"字形进行缠绕包扎，直至完全覆盖敷料。

⑤ 在手腕处环形缠绕 2～3 圈做固定。

⑥ 以小手挂承托伤肢，检查血液循环。

课后复习题

1. 包扎伤口的基本原则错误的是（　　）。

   A. 尽可能面对伤者进行操作

   B. 包扎材料应清洁无菌，包扎时要全部覆盖伤口

   C. 打结应在肢体的外侧或前面

   D. 包扎尽量要紧，防止过松

2. 大手挂不适用的是（　　）。

   A. 上肢受伤时的悬吊与固定　　　　　　B. 前臂骨折和肱骨骨折的临时固定

   C. 简单肋骨骨折临时固定　　　　　　　D. 锁骨骨折固定

3. "人"字形包扎法可用于（　　）。

   A. 肘部　　　　　　　　　　　　　　B. 足跟处

   C. 膝部　　　　　　　　　　　　　　D. 以上都是

第四节　骨折固定术

学习目标

了解骨折的概念；熟悉骨折固定的目标、原则和注意事项；掌握现场骨折的固定方法。

一、骨折的一般概念

骨折是骨骼的断裂，附近的软组织也会受影响，导致肿胀及出血。断骨的尖端会损伤周围的肌肉、神经、血管及内脏。

（一）骨折的分类

1. 闭合性骨折

骨折部位皮肤完好，如骨骼粉碎或肌肉与血管受创，受伤部位可能出现大面积瘀伤或肿胀。

2. 开放性骨折

皮肤因骨折而破裂，伤口深入骨折处或骨折端外露，感染机会增加。

（二）骨折的共同症状

主要表现：伤处疼痛，不能正常活动，甚至失去活动能力；伤处肿胀，触痛、变形或缩短，有瘀伤；骨折处在移动时可听到骨摩擦音；伤肢末端可能剧痛，皮肤苍白或指（趾）甲发绀；如果发生骨盆骨折或大腿骨折，或者多发性骨折，伤者可能出现休克症状。

二、骨折固定的目标、原则和注意事项

（一）急救目标

稳定或固定受伤部位，减轻疼痛，止血；减少并发症，便于移动和搬运；安排医疗援助，送往医院。

（二）骨折固定的原则

首先确保环境安全，做好个人防护并取得伤者或亲友的同意；骨折处如有出血，应先止血包扎，再固定；原则上就地急救，如周围环境不安全，或伤者病情危重需要紧急转运，则应手法固定保护伤处，在安全环境或转运途中固定；如合并颈椎损伤，应优先固定颈椎再固定其他骨折部位；夹板的长度应该至少跨越骨折处的上下两个关节；固定用的夹板不应直接接触皮肤，可以用柔软的材料垫在夹板与皮肤之间；固定四肢骨折时，应露出指（趾）端，以便于观察肢体的血液循环；疼痛严重者，可酌情使用止痛剂。

（三）骨折固定的注意事项

开放性骨折不要冲洗伤口，骨折端外露不能推回伤口内；骨折后会有伤肢的肿胀，在急救现场应立即除去伤肢部位的约束物（如首饰、鞋袜）；骨折固定时绑带应避开骨折处，注意松紧适宜，并根据伤情变化及时调整；绑带打结时需要打平结，打结要打在夹板上。

三、骨折固定材料

骨折固定材料如图 3-20 所示。

（一）硬质夹板

如铝制夹板、木质夹板。

（二）软性材料

三角巾、绷带、布巾以及健侧肢体等。

（三）其他材料

如木板、树枝、雨伞、纸壳、杂志。

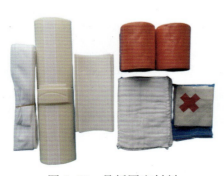

图 3-20　骨折固定材料

四、骨折固定技术

（一）上臂（肱骨）骨折

上臂（肱骨）骨折时，固定术有两种：无夹板固定和夹板固定。固定后，伤者的肘关节应弯曲，肩关节不能移动。

1. 无夹板固定法（三角巾固定，见图 3-21）

（1）用一条三角巾做大手挂悬吊。

（2）将三角巾叠成超过骨折上下两端的宽度，其中央正对骨折处，将上臂固定在躯干上。

（3）检查末梢血液循环。

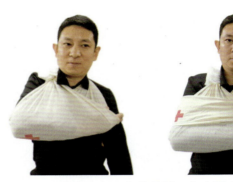

图 3-21　上臂骨折三角巾固定

2. 夹板固定法（用铝制夹板固定或替代物固定，见图 3-22）

（1）将夹板展开，在健侧肢体上测量合适长度。调节夹板，从腋下经肘关节再反折到肩部，剩余的夹板反折，将夹板塑形成合适的形状。

（2）将伤者肘关节弯曲，请伤者托住前臂。

（3）将夹板放置于伤肢处，夹板与伤肢之间应加软衬垫保护。

（4）用两条三角巾窄带或弹力绷带固定夹板，先固定骨折上端，再固定骨折下端。

（5）用三角巾做大手挂悬吊（方法同上）。

（6）检查末梢血液循环。

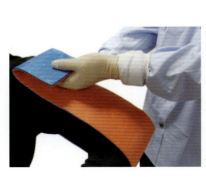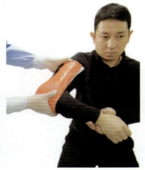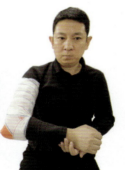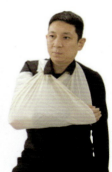

图 3-22　铝制夹板固定

（二）前臂（尺、桡骨）骨折

前臂（尺、桡骨）骨折时，固定术有两种：无夹板固定和有夹板固定。伤者肘关节屈曲成直角，腕关节稍向背屈，掌心朝向胸部。

1. 前臂骨折无夹板固定法（三角巾固定，参见图 3-21 ）

（1）用一条三角巾做大手挂悬吊（方法同上）。

（2）三角巾折宽带将上臂一起固定于胸部，在健侧腋下打平结。

（3）检查末梢血液循环。

2. 前臂骨折夹板固定法（用铝塑夹板固定或替代物固定，见图 3-23 ）

（1）将夹板展开，在健侧肢体上测量合适长度。对折，调节夹板长度为肘关节至手心，将夹板塑形成合适形状。

（2）将伤者肘关节弯曲，请伤者用另一只手托住伤肢。

（3）将夹板正确放置在伤肢上，夹板与伤肢之间应加软衬垫保护。

（4）用弹力绷带或两条三角巾做窄带固定夹板，先固定骨折上端，再固定骨折下端。另用一条三角巾做大手挂悬吊，使手略高于肘。

（5）检查末梢血液循环。

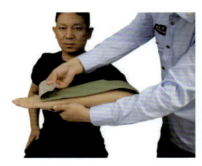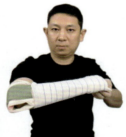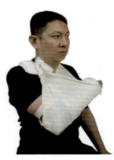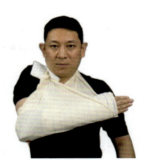

图 3-23　前臂骨折铝塑夹板固定

（三）骨盆骨折

骨盆损伤通常是由于外力造成的，常见于交通伤、高处坠落或被重物碾压。骨盆骨折若伤及内脏，如膀胱和尿道，即成为复杂性骨折。由于骨盆内有丰富的血管，骨折可能导致严重内出血及休克。

1. 骨盆骨折症状

（1）伤者可能无法走动或站立。

（2）臀部、腹股沟或腰背部感到疼痛及触痛，活动时疼痛加剧。

（3）尿道出血，尤其是男性伤者。伤者常有尿意，但排尿时感到困难或疼痛。

（4）可能发生内出血，甚至休克。

2. 骨盆骨折固定法（见图 3-24 ）

（1）不要移动伤者，使伤者保持平卧位。

（2）将宽度 30～50 cm 的床单经伤者腰后间隙穿过，移至伤者臀下，两侧对称，用厚棉垫或衣物垫在下腹部，将床单两端在棉垫处绞紧并固定。

（3）必要时将两条三角巾分别放置在膝关节及踝关节处,在双膝和足踝间放上软垫。

（4）用三角巾窄带以"8"字形包扎法固定双脚,再用三角巾宽带小心固定双膝,打结处加软垫保护。在伤者两膝下放置软垫,膝部屈曲以减轻骨盆骨折的疼痛。

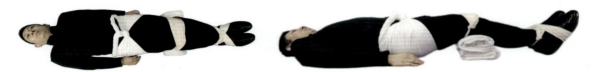

图 3-24　骨盆骨折床单固定

注意:如包扎使疼痛加重,切勿强行将双腿绑在一起。

（5）如有骨盆固定带,可用骨盆固定带固定骨盆。（见图 3-25）

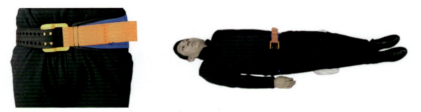

图 3-25　骨盆骨折骨盆固定带固定

（四）大腿（股骨）骨折

股骨近髋关节处（股骨颈）骨折是老年人常见的骨折,这类骨折通常是稳定性骨折,骨两端仍在一起。股骨干骨折以青年人多见,这类骨折往往遭受高强度撞击（如交通事故或高处坠落）,骨折断端可能伤及主要血管导致严重的出血及休克。

1. 股骨骨折症状

一般骨折的表现。不能站立和行走,活动剧痛。伤肢缩短,膝和足部外翻。可能有休克。

2. 股骨骨折固定法

（1）无夹板固定法（见图 3-26）

协助伤员躺平,助手轻轻扶住膝盖以固定伤肢,轻轻地将未受伤的腿放在受伤的腿旁,扶住伤肢的足踝,施救者将伤者小腿沿着肢体骨骼轴心,轻轻用力拉直,如果疼痛增强立即停止;利用人体自然空间（例如腰、膝及足踝下）滑入四条三角巾宽带及一条窄带,窄带放在足踝,宽带放在髋、膝、骨折处的上方和下方;放置衬垫至大腿、膝及足踝间,填满两腿间的缝隙;用三角巾将患肢固定于健侧肢体,足踝处以窄带"8"字形包扎,在健侧肢体打结,打结处放软垫。

检查足部感觉、脚趾活动能力及足部血液循环;处理休克,给伤者保暖,注意不要抬高伤肢。

减少不必要的伤者移动,及时送医。

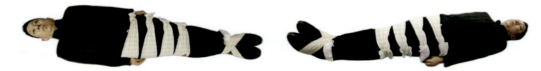

图 3-26　股骨骨折三角巾固定

（2）夹板固定法（见图 3-27）

患者仰卧，伤腿伸直；用两块夹板放于大腿内、外侧。外侧夹板长度至少自足跟至髋关节上方，最好直达腋下；内侧夹板长度自足跟直至大腿内侧根部，夹板与皮肤之间加软衬垫保护；用三角巾或绷带固定夹板和肢体；检查足部感觉、脚趾活动能力及足部血液循环。

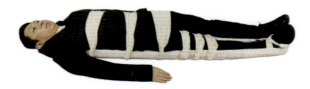

图 3-27　股骨骨折铝塑夹板固定

（五）小腿骨折

小腿骨骼有胫骨和腓骨。胫骨较腓骨粗大，起主要支撑作用。因此，单纯胫骨骨折或双骨骨折病情较严重。小腿骨折通常是开放性骨折。

1. 小腿骨折的症状

（1）小腿局部肿胀、变形、疼痛，伤者不能站立和行走。

（2）小腿有伤口，可能露出断骨。

2. 小腿骨折固定法

（1）无夹板固定法（见图 3-28）：让伤者躺下，助手用手扶住膝盖和脚踝以稳定和支撑伤肢。如需要，可剪开裤管，小心暴露伤口并处置出血，在伤口上覆盖敷料做好保护；施救者轻轻地将未受伤的腿放在受伤的腿旁，扶住伤肢的足踝，将伤者小腿沿着肢体骨骼轴心，轻轻用力拉直，如果疼痛增强立即停止；利用人体自然空间（例如膝及足踝下）滑入四条三角巾宽带及一条窄带，窄带放在足踝，宽带放在髋、膝、小腿骨折处的上方和下方；放置衬垫至小腿，膝及足踝间，填满两腿间的缝隙；用三角巾将患肢固定于健侧肢体，足踝处以窄带"8"字形包扎。在健侧肢体打结，打结处放软垫；检查足部感觉、脚趾活动能力及足部血液循环；减少不必要的伤者移动。如有休克，给伤者保暖，注意不要抬高伤肢。

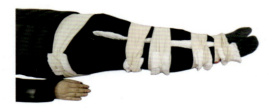

图 3-28　小腿骨折三角巾固定

（2）夹板固定法（见图 3-29）

患者仰卧，伤腿伸直，用两块夹板放于小腿内、外侧，夹板长度自足跟直至膝关节上方。如使用可塑夹板，先在健侧测量夹板长度并塑形后放于患侧小腿，夹板与皮肤之间加衬垫保护；用三角巾或绷带固定夹板和肢体；检查足部感觉、脚趾活动能力及足部血液循环。

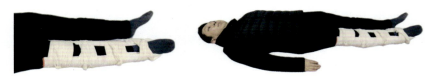

图 3-29 小腿骨折夹板固定

（六）脊柱损伤

脊柱损伤多见于交通伤,高处坠落,头颈、肩背部被重物撞击以及地震、塌方事故时被建筑物、矿石埋压等。脊柱受伤最大的危险是可能伤及脊髓神经,引起受伤部位以下身体的感觉、运动及神经功能障碍。

1. 脊柱损伤的表现

（1）颈背部的疼痛。

（2）脊柱扭曲或出现凹陷,有触痛。

（3）肢体感觉异常,如麻木、刺痛、灼热或失去感觉。

（4）肢体运动能力减弱或消失。

（5）大小便失禁,严重者可出现呼吸困难甚至休克。

2. 脊柱损伤的固定（见图 3-30）

（1）施救者正面接近并安抚伤员,告知其不要移动。

（2）施救者跪于伤者的头后侧,肘部支撑在自己的膝盖或地面上,双手分开,拇指轻按额部,其余四指置于伤者头部两侧,注意避免压住伤者耳朵,使伤者头、颈和脊柱保持在一条直线上。

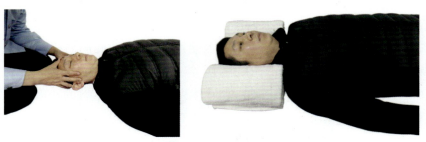

图 3-30 脊柱损伤头部固定

（3）助手可将衣物、浴巾等卷成筒状,或将卫生卷纸置于伤者头颈两侧,固定头部在中间位置,直至专业急救人员到达。

课后复习题

1. 骨折症状不包括（　　）。

A. 伤处疼痛,但可正常活动
B. 伤处肿胀,触痛、变形

C. 伤肢末端可能剧痛
D. 骨折处在移动时可听到骨摩擦音

2. 对骨折固定原则的描述中,不正确的是(　　)。

　　A. 首先检查意识、呼吸、脉搏及处理严重出血

　　B. 用绷带、三角巾、夹板固定受伤部位

　　C. 夹板的长度应能将骨折处的上关节加以固定

　　D. 骨断端暴露,不要拉动,不要送回伤口内

3. 脊柱损伤的表现正确的是(　　)。

　　A. 颈背部的疼痛　　　　　　　　　B. 肢体感觉异常

　　C. 肢体运动能力减弱或消失　　　　D. 以上都是

第四章

常见急重症急救

第一节　哮喘急性发作

学习目标

了解哮喘急性发作的诱因；了解哮喘急性发作的主要症状；掌握哮喘急性发作的应急措施；掌握哮喘急性发作的预防。

一、基本概念

哮喘急性发作是指喘息、气促、咳嗽、胸闷等症状突然发生，或原有症状急剧加重，伴有呼吸困难，严重者被迫采取坐位或呈端坐呼吸，甚至因窒息而死亡。常因接触变应原等刺激物或治疗不当所致。多在夜间或清晨发作，发作的程度轻重不一，速度也有不同，可在数小时或数天内出现，偶尔可在数分钟内危及生命。

二、哮喘急性发作的主要症状

（一）轻中度发作

患者活动后气短，讲话有中断，呼吸频率增加，可闻及哮鸣音，心率增快。

（二）重度发作

患者休息时感气短，端坐呼吸，讲话只能发单字或不能说话，呼吸增快 > 30 次/分钟，可闻及响亮的哮鸣音，烦躁不安、大汗淋漓，心率增快 > 120 次/分钟，继之出现嗜睡或意识模糊，哮鸣音减弱甚至消失，脉搏变慢或不规则。

三、哮喘急性发作的诱因

（一）呼吸道感染

多种病毒感染，包括鼻病毒、流感病毒、呼吸道合胞病毒等及细菌感染均可诱发哮喘急性发作。急性上呼吸道感染是哮喘急性发作住院治疗最主要的诱发因素。

（二）过敏原吸入

常见过敏原有尘螨、动物毛屑、花粉、真菌等。尘螨是我国哮喘患者最主要的过敏原。

（三）空气污染及吸烟

空气中的污染物如臭氧、二氧化硫、二氧化氮均可引起哮喘发作；吸烟与哮喘发作密切相关。

（四）天气变化

冷空气、温差变化大、湿度大或气压低的地区哮喘发病率明显升高。

（五）职业性因素

主要为面粉加工、动物饲养、大棚种植及塑料、纤维、油漆、橡胶制造等行业。

（六）运动

是哮喘常见的诱发因素，多见于青少年、运动员及控制不佳的哮喘患者。

（七）药物

包括由药物过敏和药物反应引起的哮喘发作。常见的有阿司匹林、青霉素、磺胺类等抗菌药物、造影剂以及 β- 受体阻滞剂，如倍他乐克。

（八）食物及食物添加剂

主要见于儿童及婴幼儿，包括面粉、鸡蛋、牛奶、鱼虾蟹等海产品、肉制品、豆制品及坚果、食品添加剂等。

（九）精神心理因素

焦虑及剧烈的情绪变化等因素也可诱发哮喘。

四、哮喘急性发作应急措施

（一）去除诱因

如怀疑过敏所致，应使患者尽快脱离过敏原。安慰患者，消除恐惧心理和焦虑情绪。

（二）舒适体位

患者取坐位、半坐位或患者感觉舒适的体位，解开领扣，松开裤带，避免胸腹受压和不必要的搬动。

（三）保持呼吸道通畅

清除口鼻腔分泌物，保持呼吸道通畅，有条件的可吸氧。

（四）药物治疗

哮喘急性发作时，立即吸入哮喘喷雾剂 2～4 喷，每 20 min 一次，如症状无明显缓解立即送医或拨打急救电话 120。吸入药物的正确方法：摇动喷雾剂瓶，使瓶内混悬液达到均匀状态，打开盖子；缓慢呼气后，将喷嘴放入口腔，轻轻咬住喷头，口唇包住吸嘴，按压喷雾剂喷头同时缓慢而深深地吸气，继续屏气 10 s，然后再缓慢呼气（见图 4-1）。

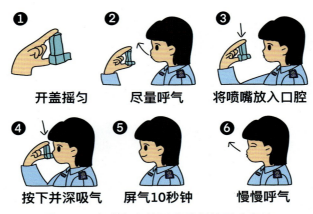

❶ 开盖摇匀　❷ 尽量呼气　❸ 将喷嘴放入口腔
❹ 按下并深吸气　❺ 屏气10秒钟　❻ 慢慢呼气

图 4-1　哮喘患者使用喷雾剂的正确方法

（五）密切观察病情变化

在等待急救车期间，密切观察患者病情变化，如出现心跳呼吸骤停，立即开始 CPR。

五、哮喘急性发作的预防

（一）避免接触过敏原

有明确过敏原的患者应尽可能脱离过敏原，如果是由于室内尘埃或螨诱发哮喘的发作，就应保持室内清洁，勤晒被褥，经常开窗通风，保持室内空气的清新。无明确过敏原者，哮喘发作时应查找与发作有关的因素。

（二）预防上呼吸道感染

加强防寒耐寒锻炼，如用冷水洗脸、按摩鼻部，并随季节变化增减衣服，去公共场所戴口罩。

（三）养成良好生活方式

减少香烟烟雾吸入，哮喘吸烟患者应戒烟，还应避免被动吸烟。饮食应增加抗氧化维生素的摄入，限制钠盐摄入。

（四）注重心理健康

患者要保持乐观心态，学会自我调节，避免情绪激动和过度劳累。

（五）规范用药

哮喘患者应在专科医师指导下用药，不要根据自身症状自行停药或加减药量。有哮喘发作史的患者应常备药物在身边，哮喘发作时便于及时获得药物。

课后复习题

1. 哮喘急性发作的诱因有（　　）。
   A. 呼吸道感染
   B. 过敏原吸入
   C. 空气污染及吸烟
   D. 以上都是

2. 哮喘重症发作的主要表现包括（　　）。
   A. 呼吸急促，端坐呼吸，发绀，讲话只能说单字
   B. 嗜睡和意识障碍等
   C. 大汗淋漓，血压下降，意识模糊
   D. 以上都是

3. 哮喘吸入喷雾剂的方法不正确的是（　　）。
   A. 摇动喷雾剂瓶，使瓶内混悬液达到均匀状态，打开盖子
   B. 缓慢呼气后，将喷嘴放入口腔，轻轻咬住喷头，口唇包住吸嘴
   C. 按压喷雾剂喷头同时快速吸气
   D. 继续屏气 10 s，然后再缓慢呼气

第二节 心绞痛与心肌梗死

学习目标

　　了解心绞痛与心肌梗死的基本概念；了解心绞痛与心肌梗死的主要症状；掌握心绞痛与心肌梗死的应急措施。

一、基本概念

　　心绞痛是冠状动脉粥样硬化造成冠状动脉供血不足，心肌缺血与缺氧所引起的以发作性胸痛或胸部不适为主要表现的临床综合征。心肌梗死是在冠状动脉病变的基础上，发生冠状动脉血供急剧减少或中断，使相应心肌严重而持久地缺血导致心肌坏死。心肌梗死发病示意图见图 4-2。

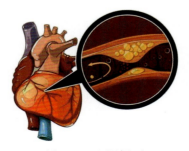

图 4-2　心肌梗死

二、心绞痛的症状

（一）诱因

发作常由体力劳动或情绪激动（如愤怒、过度兴奋）所诱发，此外剧烈运动、寒冷、饱食等也可诱发。

（二）胸部不适

患者突然发生胸部疼痛，常有胸部紧缩感、闷胀感或者压迫感、烧灼感，这些不适可以向颈部、咽喉、下颌部放射，或至左肩、左臂内侧达无名指和小指；心绞痛一般持续数分钟至十几分钟，多为 3～5 min。

（三）其他症状

患者可出现气短、呼吸困难、上腹部不适、恶心或呕吐。女性、老年人和糖尿病患者症状可能不典型，仅表现为后背、下颌、颈部或肩部不适感，胃灼热感或消化不良、极度疲劳。

三、心肌梗死的症状

（一）诱因

在重体力活动、饱餐、情绪过分激动、用力排便时容易诱发；也可发生于安静时，诱因多不明显。

（二）胸部不适

好发于晨起 6～12 时，疼痛部位和性质与心绞痛相似，但心肌梗死疼痛持续时间较长，可达数小时或更长；疼痛程度加重，并伴有恶心、呕吐、上腹胀痛以及烦躁不安、出冷汗甚至濒死感等全身症状。休息和含服硝酸甘油多不能缓解。

（三）其他表现

患者可出现低血压和面色苍白、皮肤湿冷、脉搏细速、意识模糊甚至晕厥等表现，最严重的情况是发病早期易发生心脏骤停。

四、心绞痛和心肌梗死的急救措施

（一）心绞痛的急救措施

因劳累、情绪激动等发生心绞痛时，应立即停止活动、平息情绪、就地休息，症状一般可缓解；如有条件可给有明显缺氧症状者吸氧，注意保持空气流通；如既往有明确心绞痛病史，可协助患者立即舌下含化 1 片（0.5 mg）硝酸甘油，一般含服 1～3 min 症状就能有所缓解。如不见效，隔 3～5 min 再含化 1 片，一般不超过 3 次，当患者出现低血压时应停用并平卧。使用硝酸甘油应注意如心率 > 100 次／分钟或 < 50 次／分钟，或血压低于 90/60 mmHg，禁用硝酸甘油；经上述处理如疼痛症状不缓解反而加重，持续时间 > 20 min，并伴有大汗、面色灰白、烦躁不安、四肢厥冷等症状时，要考虑发生急性心肌梗死或其他重症的可能，应立即拨打 120 电话，尽快将患者送往可做溶栓或经皮冠状动脉介入手术的医院。

（二）心肌梗死的急救措施

立刻停止一切活动，采取舒适体位，保持情绪稳定。如患者出现呼吸困难，可坐起或背后垫高，斜靠在床上;对有明显缺氧症状的患者,有条件可给予吸氧;舌下含服硝酸甘油,用法同心绞痛急救。也可以含服硝酸异山梨酯(消心痛)、速效救心丸等,使用时需要注意血压变化,不可反复多次服用上述药物以防血压过低;密切观察患者意识和呼吸,对意识丧失、呼吸停止患者立即进行 CPR。

心肌梗死救治要牢记两个"120"。

(1)一是要快速识别心肌梗死症状,及时拨打 120 急救电话。一旦出现胸痛胸闷且持续 20 min 以上,服用硝酸甘油等不能缓解,应高度怀疑急性心肌梗死的可能。

(2)二是心肌梗死救治的黄金"120 min"。急性心肌梗死一旦发生,部分心脏的血液供应就会突然停止,这时必须及时疏通堵塞的冠状动脉,让心脏重新获得血液供应。如果能在发病的 120 min 内开通梗死血管,可大大降低心肌梗死病死率和致残率,减轻心肌梗死对心功能的影响,改善心肌梗死后生活质量。

课后复习题

1. 心肌梗死的急救措施牢记两个"120",除及时拨打 120 急救电话,另一个 120 是指(　　)。

　　A. 心肌梗死发生 120 min 入院

　　B. 120 min 内开通梗死血管

　　C. 心肌梗死发生 120 min 开通绿色通道

　　D. 心肌梗死发生 120 min 内心内科医生到位

2. 以下说法错误的是(　　)。

　　A. 心绞痛如果不经治疗,最终可能还是会发生心肌梗死的

　　B. 有了心绞痛症状一定是发生了心肌梗死

　　C. 对猝死者立即进行 CPR

　　D. 心肌梗死患者应及时拨打 120 急救电话

3. 以下关于心肌梗死与心绞痛的描述正确的是(　　)。

　　A. 心肌梗死疼痛程度更重,持续时间更长

　　B. 心肌梗死常伴有烦躁不安、出冷汗、恐惧,甚至有濒死之感

　　C. 心绞痛经含服硝酸甘油可以缓解

　　D. 以上都是

第三节　过敏性休克

学习目标

了解过敏性休克的基本概念;熟悉过敏性休克的常见原因;掌握过敏性休克的表现;掌握过敏性休

克的急救处理。

一、基本概念

过敏性休克是由于特异性变应原作用于过敏患者,导致患者出现急性周围循环灌注不足为主的全身性速发变态反应,具有发病急、进展快等特点。除引起休克表现外,常伴有荨麻疹、喉头水肿、气管痉挛、吞咽困难等;严重喉头水肿可导致窒息,甚至死亡。过敏性休克,一旦发生,必须及时处理。

二、引起过敏性休克常见原因

引起过敏性休克的病因很多,最常见的是药物与生物制品。

（一）异种蛋白

内分泌激素/酶(胰岛素、糜蛋白酶)、食物(鸡蛋、牛奶、坚果、海产品、巧克力)、花粉(草、树)、抗血清/职业性接触蛋白(橡胶产品)、蜂类毒素等。

（二）常用药物

抗生素(青霉素、头孢菌素)、局部麻醉药(普鲁卡因)、诊断性制剂(造影剂)等。药物过敏是过敏性休克最常见的诱因。

（三）其他

昆虫蜇伤(蜜蜂、黄蜂等)、吸入性及接触物等,如接触动物皮毛、喷涂油漆。

三、过敏性休克的表现

过敏性休克是非常严重的过敏反应。患者接触过敏原后迅速发病。主要表现有两大特点,一是休克表现,即血压迅速下降,患者出现意识障碍;二是休克出现之前或同时伴随一些过敏表现。

（一）休克表现

血压急剧下降到80/50 mmHg以下,出汗、面色苍白、四肢湿冷、发绀、脉速而弱、烦躁不安、意识不清甚至意识完全丧失。

（二）与过敏相关的症状

休克出现之前或同时,出现皮肤潮红、瘙痒,继以广泛的荨麻疹等,是过敏性休克最早且最常出现的征兆;重者可发生血管神经性水肿;由于气道水肿、分泌物增加,加上喉和(或)支气管痉挛,患者可出现喉头堵塞感、胸闷、气急、喘鸣、憋气、发绀等呼吸道阻塞症状,甚至因窒息而死亡,喉头水肿是过敏性休克最主要的死因;神经系统症状,如头晕、眼花、大小便失禁、抽搐、昏迷;消化系统症状,如恶心、呕吐、腹痛、腹泻、腹胀、肠鸣。

四、过敏性休克的急救处理

（一）立即脱离过敏原

如离开致敏环境、开窗通风、搬走花草、停用药物、停止进食。

（二）立即拨打急救电话

立即拨打急救电话120,等待期间置患者于平卧位,抬高头部和下肢20°～30°,注意保暖;患者意识不清时应将头偏向一侧(见图4-3)。

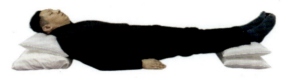

图4-3　头高脚高位

（三）保持呼吸道通畅

松解领扣裤带,保持呼吸道通畅,如口腔有异物或者义齿,及时清除,防止因异物堵塞气道而造成窒息。若条件允许,及时给予吸氧。

（四）给予抗过敏药物

常用的抗过敏药物有肾上腺素、氯苯那敏、氯雷他定等。肾上腺素是治疗过敏性休克的一线药物,通常使用0.1%的肾上腺素0.3～0.5 mL肌肉注射,如有必要可每隔15～20 min重复一次。国外部分国家可提供肾上腺素笔装置供非专业人员使用,在患者大腿外侧进行注射(可以隔着衣服),操作简单,通常可在几分钟内缓解过敏性休克患者症状。

（五）密切监测患者病情变化

如出现意识丧失,呼吸停止,应立即实施CPR。

课后复习题

1. 过敏性休克的表现下列哪项除外？（　　　）

    A. 气急喘鸣、喉头堵塞　　　　　　　　　B. 面色苍白、皮肤湿冷

    C. 烦躁不安、气管痉挛　　　　　　　　　D. 脉搏有力、血压增高

2. 过敏性休克患者的第一诱因是（　　　）。

    A. 食物　　　　　　　　　　　　　　　　B. 药物过敏

    C. 昆虫叮咬或蜇伤　　　　　　　　　　　D. 植物花粉

3. 易过敏药物居第一位的是（　　　）。

    A. 中药　　　　　　　　　　　　　　　　B. 抗生素

    C. 解热镇痛类药物　　　　　　　　　　　D. 降压药

4. 过敏性休克最主要的死因是（　　　）。

    A. 喉头水肿导致窒息而死亡　　　　　　　B. 缺氧

    C. 脑水肿　　　　　　　　　　　　　　　D. 渗出

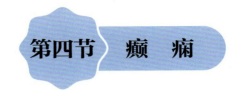

第四节　癫　痫

学习目标

了解癫痫的基本概念；了解癫痫的常见原因；了解癫痫的常见表现；掌握癫痫发作的现场急救；掌握癫痫的日常注意事项。

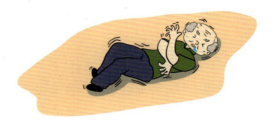

图 4-4　癫痫

一、基本概念

癫痫，俗称"羊角风""羊痫风"，是多种原因导致的大脑神经元高度同步化异常放电所致的临床综合征。症状常突然发生，持续数分钟，很少超过 30 min。癫痫具有复发性，一次发作后，以后还会再次发生，每次发作症状具有相似性。

二、癫痫的常见原因

60%～70% 的癫痫病因不明，可能与遗传因素有关。部分癫痫可继发于中枢神经系统疾病或代谢障碍性疾病等，常见于以下情况。

（一）颅脑疾病

如脑炎、脑膜炎、脑脓肿、脑外伤、脑肿瘤与脑血管疾病。

（二）产前及围产期造成的脑损伤

如孕早期母亲患疱疹、风疹等病毒感染，产伤、新生儿窒息、新生儿颅内出血。

（三）代谢障碍性疾病和其他疾病

如低血糖、尿毒症、脑缺氧、感染、中毒。

三、癫痫发作的临床表现

（一）癫痫大发作

全身强直-阵挛发作，表现为突然意识丧失，继之先强直后阵挛性痉挛。常伴尖叫、面色青紫、尿失禁、口吐白沫或血沫、瞳孔散大。持续数十秒或数分钟后痉挛发作自然停止，进入昏睡状态。醒后有短时间的头昏、疲乏，对发作过程不能回忆。

痫性发作持续超过 30 分钟，或相邻两次发作期间意识不能完全恢复，称为癫痫持续状态。癫痫持续发作是极为危险的，如不及时抢救，很可能导致脑损伤，致死率和致残率均很高。

（二）癫痫小发作

癫痫小发作也叫局灶性发作，表现为眼、口角、手或足等局部连续性抽动，也可波及一侧面部或肢体；还可出现意识模糊、痴笑、自言自语、呆视、反复咂嘴、吞咽、搓手、摸索衣服等动作。

四、癫痫发作的现场急救

（一）抽搐发作时的急救

如有可能，扶住患者避免摔伤，可协助患者顺势平卧，移开患者周围有危险的物品，如暖水瓶、钥匙、剪刀、眼镜；密切观察患者病情变化，抽搐发作时不要强行按住患者的肢体，以免引起损伤，也不要往患者嘴巴里塞任何东西，以免损伤牙齿，引起气道阻塞。大多数发作在 1～2 min 间会自行缓解；对于连续发作多次、持续时间超过 5 min 或受伤的患者，应立即拨打 120 电话，及时送医。

（二）抽搐发作后的处理

抽搐发作后，应立即检查患者的意识和呼吸。如患者无反应、无呼吸或濒死叹息样呼吸，应立即进行 CPR；如患者意识未恢复，呼吸正常，可将患者头偏向一侧，或将患者置于侧卧位，以防分泌物或呕吐物误吸导致窒息；如患者已清醒，叮嘱患者卧床休息，不要立即起身活动。

五、注意事项

（一）规范用药

一旦确诊，须尽早开始治疗。应在专业医生指导下用药，避免自行减药或停药。60%～70%的患者经 2～5 年治疗可以停药，有些患者需终生服药。

（二）避免诱发因素

如避免过度疲劳，保证充足睡眠；避免烟酒、浓茶、咖啡或辛辣刺激性食物；保持情绪稳定，避免受凉感冒等。

（三）避免危险

尽量避免从事高空、水域、驾驶等危险性高的工作及作息时间不规律的工作。

大部分癫痫患者，通过个体化、合理、规范的药物治疗，可以控制或减少发作次数，减轻发作程度，像健康人一样的生活、学习和工作。

课后复习题

1. 可以通过药物治疗控制病情的癫痫病患者大约占（　　　）。

  A. 10%　　　　　　　　　　　　　　　　B. 45%

C. 50%

D. 70%

2. 发现患者癫痫发作时，采取措施正确的是（　　　）。

A. 掐人中

B. 口中塞物

C. 强按患者的肢体

D. 把患者周围有危险的东西拿开

3. 癫痫患者注意事项错误的是（　　　）。

A. 申领机动车驾驶证

B. 避免过度疲劳

C. 保证充足的睡眠

D. 尽量避免高空、水域、驾驶等危险性高的工作

4. 一旦确诊为癫痫，应尽早开始治疗，以下做法错误的是（　　　）。

A. 通过个体化、合理、规范的药物治疗

B. 抗癫痫药物需要长期服用

C. 在医生指导下逐渐减停药物

D. 自行减药或停药

第五节　小儿热性惊厥

学习目标

了解小儿热性惊厥的基本概念；了解小儿热性惊厥的病因和症状；掌握小儿热性惊厥的急救措施。

一、基本概念

高热惊厥，又称热性惊厥，是婴幼儿时期最常见的惊厥性疾病，儿童患病率3%～4%，是指发生在生后6个月至5岁，发热初起或体温快速上升期出现的惊厥，排除了中枢神经系统感染以及引发惊厥的任何其他急性病，既往也没有无热惊厥史。

二、热性惊厥的病因

1. 遗传因素

热性惊厥表现出明显的家族遗传倾向。

2. 病毒或细菌感染

是热性惊厥重要的促发因素，以病毒感染更为多见。

3. 某些疫苗

麻风腮疫苗、全细胞百日咳疫苗等易引发热性惊厥，但患儿不应因此拒绝接种疫苗，以免增加患其

他疾病风险。

热性惊厥发病机制主要系患儿脑发育未完全成熟、遗传易感性及发热等多因素相互作用所致。

三、热性惊厥的症状

根据临床特征,热性惊厥可分为单纯型和复杂型两种。

(一)单纯型热性惊厥

单纯型热性惊厥占惊厥的 75% 左右,发病年龄多为 6 月龄至 5 岁,表现为全身性发作,发作时间在 15 min 以内,一次热性病程中仅发作 1 次。患儿可出现突发意识丧失、牙关紧闭、双眼上翻及斜视、四肢强直阵挛、口唇青紫等,无局灶性发作特征。单纯型热性惊厥预后良好(见图 4-5)。

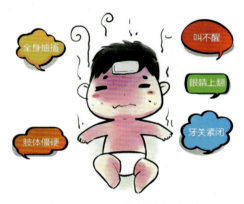

图 4-5　小儿热性惊厥表现

(二)复杂型热性惊厥

复杂型热性惊厥占 25% 左右,发病年龄多 < 6 月龄或 > 5 岁,发病前有神经系统异常,表现为局灶性发作或全面性发作,发作持续时间 ≥ 15 min 或一次热程中发作 ≥ 2 次,发作后有神经系统异常表现。

四、热性惊厥的急救措施

(一)惊厥发作时的急救

首先保持周围环境安静、通风,尽量不要移动患儿,注意加强防护,防止患儿跌落,移开患儿周围危险物品,如暖水瓶、玻璃杯、剪刀。

患儿抽搐时,不要往患儿嘴巴里塞任何东西,如毛巾、筷子、手指,以免引起牙齿损伤、脱落、气道阻塞。也不要摇晃或按住患儿正在抽搐的肢体,以免引起肢体损伤。

尽快送医,如果患儿惊厥持续发作超过 5 min 不缓解或疑似复杂型热性惊厥,需要尽快送医治疗。

(二)惊厥发作后的处理

患儿发作停止后,立即检查患儿意识和呼吸;如患儿无反应、呼吸停止或濒死叹息样呼吸,应立即进行 CPR;如患儿意识未恢复,呼吸正常,可将患儿轻轻置于侧卧位,及时清除口、鼻腔内分泌物、呕吐物,保持呼吸道通畅,注意此时不要喂水、喂药,以免引起呛咳、误吸;如患儿高热,应采用温水擦浴或药物降温;小儿热性惊厥大多预后良好,但应到医院进一步检查以排除其他严重疾病。

课后复习题

1. 发生高热惊厥的应急措施正确的是（　　　）。
   A. 防止坠床，注意安全，保持呼吸道通畅
   B. 口中塞毛巾防止舌咬伤
   C. 按压四肢阻止抽搐
   D. 立即给予药物降温

2. 高热惊厥好发于（　　　）的宝宝。
   A. 6月龄～5岁
   B. 3～4岁
   C. 1～2岁
   D. 5～6岁

第六节　高血压急症

学习目标

了解高血压急症的基本概念；了解高血压急症的诱因；掌握高血压急症的急救；掌握高血压急症的预防。

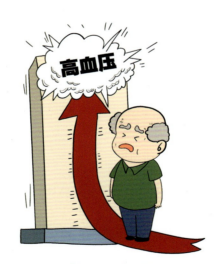

图 4-6　高血压

一、基本概念

高血压急症是指原发性或继发性高血压患者，在某些诱因作用下，血压突然明显升高（一般超过 180/120 mmHg），伴有进行性心、脑、肾等重要器官功能不全的表现。患者可出现头痛、头晕、视物模糊、烦躁、胸痛、呼吸困难等，还可出现一些不典型的症状，如腹痛、恶心、厌食。

高血压急症包括高血压脑病、颅内出血、脑梗死、急性心力衰竭、急性冠脉综合征、主动脉夹层、急

性肾小球肾炎、恶性高血压等。

二、高血压急症的诱因

（一）未规范服药

患者自行停用降压药或未按医嘱服用降压药。

（二）其他药物干扰

患者服用了干扰降压作用的药物，如非甾体抗炎药、类固醇、可卡因、安非他命。

（三）危险因素控制不佳

如吸烟、肥胖、血脂异常和糖尿病。

（四）其他

严重外伤、手术或者急性疾病，如急性疼痛、急性感染、情绪激动、精神紧张。

三、高血压急症的急救

（一）早期识别和呼救

一旦发现短时间内出现血压骤然升高或视力模糊、头痛、头晕、胸痛、心慌、四肢麻木、言语不清等症状，应立即拨打 120 急救电话，以免延误治疗。

（二）保持呼吸道通畅

出现高血压急症表现，立即将患者置于平卧位，头偏向一侧，安静休息，有条件者可给予氧气吸入。

（三）药物治疗

可口服短效降压药，如卡托普利 12.5～25 mg 或酒石酸美托洛尔 25 mg 口服，1 h 后可重复给药。

（四）注意事项

高血压急症的血压控制并非越快越好，也并非越低越好。需要医生对患者进行充分评估，有步骤、有目标地降低血压，才能对重要器官起到更好的保护作用。

一般情况下，1 h 内平均动脉压下降不超过治疗前的 25%；平均动脉压 = 舒张压 + 1/3 脉压（收缩压－舒张压）；随后 2～6 h 将血压控制到比较安全的水平，一般为 160/100 mmHg 左右；患者病情稳定后，24～48 h 间再将血压控制至正常范围。

四、高血压急症的预防

（一）严格遵医嘱规范用药

患者应严格按照医嘱进行降压治疗，不能随意停药或换药。

（二）定期监测血压

患者应每日定时测量血压，平时血压最好控制并稳定在 140/90 mmHg 以下，合并有血糖升高或糖尿病者，血压最好在 130/85 mmHg 以下；老年高血压患者，如果不能达到 140/90 mmHg，也应在 150/90

mmHg 以下。如果降压不达标,持续的高压对血管损害极大,可以加快动脉硬化的进程,并发心、脑、肾、眼的严重损害。

（三）建立良好的生活方式

适当限制盐的摄入,每天小于 6 g。少吃或不吃肥肉和动物内脏,增加蔬菜、水果摄入量;保持心情舒畅,戒烟限酒,坚持适量体力活动,特别是规律的有氧运动;超重或肥胖者要减重,保持正常体重也有益于降压。此外,家庭应配备听诊器、血压计、常用降压药和硝酸甘油制剂等急救药品。

课后复习题

1. 高血压急症的主要诱因是(　　)。
   A. 停用降压药或未按医嘱服用降压药　　　　B. 服用了干扰降压作用的药物
   C. 遭遇了严重外伤,情绪激动,精神紧张　　　D. 以上都是

2. 下列对高血压急症降压步骤描述错误的是(　　)。
   A. 高血压急症控制血压越快越好,血压降得越低越好
   B. 医生对患者进行充分评估,有步骤、有目标地降低血压
   C. 一般情况下,在 1 h 内使平均动脉压下降不超过治疗前的 25%
   D. 要根据不同的疾病来设定降压目标,患者病情稳定后,在 24～48 h 间再将血压控制至正常范围

3. 高血压急症预防正确的是(　　)。
   A. 严格按照医嘱进行降压治疗,不能随意停药或服用其他药物
   B. 定期测量血压,将血压控制在合适的水平
   C. 保持心情舒畅,戒烟限酒,坚持适量体力活动
   D. 以上都是

第七节　晕　厥

学习目标

了解晕厥的一般概念;了解晕厥的常见原因;掌握晕厥发作的表现;掌握晕厥的急救措施。

一、基本概念

晕厥是指一过性脑缺血、缺氧引起的短暂意识丧失。一般为突然发作,发作前会出现眩晕,随后失去意识,患者因肌张力消失不能保持正常姿势而倒地。通常 1 min 内可恢复正常,恢复后很少留有后遗症。

二、晕厥的常见原因

晕厥的病因可分为三类。

（一）反射性晕厥（神经介导性晕厥）

患者常在情绪激动、剧烈疼痛、长时间站立、突然转头、快速大量排尿、晕血等情况下发生。

（二）直立性低血压性晕厥

常发生于体位骤变时，如从平卧或久坐、久蹲突然起立时。由于血压骤然下降，脑灌注不足导致一过性意识丧失，可继发于低血糖、失血过多、腹泻、呕吐等患者。

（三）心源性晕厥

多见于老年患者，由于各种心脏疾病使心排血量突然减少或心脏停搏，导致脑缺血、缺氧而引起的晕厥。

三、晕厥的表现

部分患者在晕厥发生前数分钟通常会有一些先兆症状，表现为头晕、耳鸣、视物模糊、面色苍白、胸闷、心悸、恶心、出汗等；随后患者失去反应，可伴有血压下降，脉搏缓慢或细弱，瞳孔散大，尿失禁等，部分患者可因摔倒致伤。

四、晕厥的急救措施

（一）环境和体位

若发现患者面色苍白、出冷汗、站立不稳时，立即使其就地平卧，松解衣领和腰带，并稍抬高双腿（见图4-7），保持周围环境安静、通风，注意保暖。

图4-7　头低脚高位

（二）保持气道通畅

保持患者气道通畅，及时清除口腔分泌物和呕吐物；患者意识完全恢复前，禁止经口喂食任何东西（水、食物、药物等），避免呛咳、误吸或窒息。

（三）外伤处置

检查是否有摔伤，如有出血，应立即止血；怀疑患者存在头部、颈部或脊柱损伤，不要随意搬动患者。

（四）呼救

如果患者持续没有反应超过1 min，立即拨打120急救电话。

（五）检查患者反应和呼吸

1. 如果无反应，但有呼吸，确保患者没有受伤，将其置于头低侧卧位，避免舌后坠阻塞气道（见图4-8）。

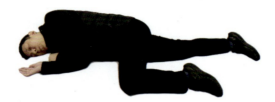

图4-8　头低侧卧位

2. 如果患者没有反应没有呼吸，立即开始CPR，并尽快获取AED。

3. 如果患者恢复意识，不要急于活动，让其继续平躺，直到感觉正常。必要时，由他人搀扶慢慢起来，防止跌倒。

4. 虽然晕厥患者常能很快恢复知觉，但因晕厥病因多种多样，患者清醒后，仍然应该去医院做进一步诊疗，以明确病因，预防晕厥再次发生。

课后复习题

1. 下述属于晕厥前期表现的是哪项？（　　　）
   A. 头晕　　　　　　　　　　　　　　B. 呼之不应
   C. 瞳孔散大　　　　　　　　　　　　D. 尿失禁

2. 晕厥患者在意识完全恢复前，下述做法正确的是（　　　）。
   A. 禁止经口喂食任何东西（水、食物、药物等）　　B. 患者自行站起行走
   C. 喂食药物　　　　　　　　　　　　D. 让患者喝水

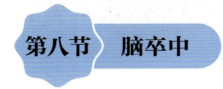

第八节　脑卒中

学习目标

了解脑卒中的一般概念；了解脑卒中的发病原因；掌握脑卒中的表现；掌握脑卒中的现场急救措施。

一、基本概念

脑卒中，俗称"中风"，是由于脑部某处血管破裂出血或阻塞，导致大脑缺血缺氧而引起脑组织损

伤、脑功能缺损的综合征,包括缺血性和出血性两大类。

缺血性脑卒中又称为脑梗死,是脑卒中最常见类型,占 80% 左右;出血性脑卒中又称为脑出血,占 20% 左右(见图 4-9)。

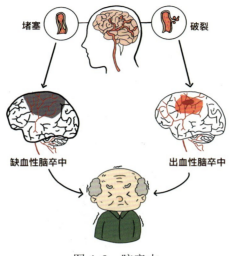

图 4-9　脑卒中

脑卒中是导致成人致残的首要疾病,具有发病率高、致残率高、死亡率高、复发率高、治愈率低的"四高一低"特点。

二、脑卒中的发病原因

(一)基本病因

引起缺血性脑卒中和出血性脑卒中的原因不同。缺血性脑卒中是由于各种原因造成供应脑部的血管发生狭窄或堵塞,导致局限性脑组织坏死或软化,动脉硬化是其主要发病原因;出血性脑卒中是指脑实质内和脑室内出血,以动脉破裂出血最常见,高血压是其主要发病原因。

(二)危险因素

脑卒中的危险因素包括不可干预的危险因素和可干预的危险因素两大类,其中,不可干预的危险因素包括年龄、性别(男性高于女性)、家族史等;可干预的危险因素包括疾病因素和不良生活方式,如高血压、糖尿病、心脏病、血脂异常、吸烟、酗酒、运动缺乏(见表 4-1)。

表 4-1　脑卒中可干预的危险因素

疾病因素	不良生活因素
1. 高血压	1. 吸烟
2. 糖尿病	2. 饮酒过量
3. 房颤	3. 肥胖或超重
4. 血脂异常	4. 不合理膳食
5. 颈动脉狭窄	5. 运动缺乏
6. 短暂性脑缺血发作	6. 长期熬夜

三、脑卒中的表现

（一）脑卒中基本表现

脑卒中多见于中老年患者，可表现为突发严重头痛、头晕、恶心、呕吐，视力模糊或失明，口角歪斜流涎，一侧肢体麻木无力或瘫痪，吐字不清或失语，甚至出现意识障碍，如嗜睡、昏迷。

（二）脑卒中的识别

通过"中风 1-2-0"可快速识别患者是否发生脑卒中（见图 4-10）。

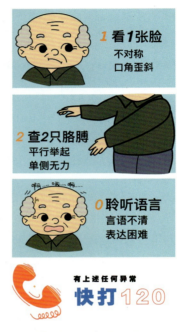

图 4-10　中风 1-2-0

"1"——看 1 张脸，请患者笑一笑，露出牙齿。患者两侧口角不对称，面部向一侧歪斜，不能做鼓腮动作。

"2"——查 2 只手臂，当患者坐位或站位时，请患者抬起两只胳膊，向前平行伸直，与躯体成 90° 角，10 s 内患者一侧胳膊无力下垂或不能抬起。

"0"——"听语言，请患者说简单的语句，如"早起的鸟儿有虫吃"，患者发音模糊，含混不清，或者完全失语。

如果患者出现以上任何一种症状，有 72% 的可能发生了脑卒中；如果三项都不正常，发生脑卒中的可能性超过 85%，要立刻拨打急救电话 120。

四、急救措施

（一）治疗时间窗

"时间就是大脑"，脑卒中的救治效果具有极强的时间依赖性。患者在发病后 3 ～ 4.5 h 间进行溶栓治疗，6 ～ 24 h 间进行血管内介入治疗，可以大大降低其病死率和致残率。

（二）现场急救措施

让患者停止活动,安置其舒适体位,不要随意搬动,尤其要避免头部活动。清醒无呕吐患者,采用头高仰卧位;清醒伴有恶心、呕吐患者,采用头高侧卧位;意识模糊患者,采用头低侧卧位;拨打 120 电话,并尽快获取 AED;保持气道通畅,及时清除口腔分泌物和呕吐物,不要喂水、喂药,防止误吸;保持周围环境安静,空气流通,有条件者给予吸氧;安慰患者并注意保暖;对摔倒患者,检查其有无外伤,若有出血或骨折,应给予止血包扎或者骨折固定;记录患者的发病时间,需精确到分钟,如患者在睡眠中起病,则以患者最后表现正常的时间作为发病时间;陪伴患者,密切观察其病情变化,直到 120 急救人员到达。若患者心跳呼吸停止,应立即进行 CPR。

课后复习题

1. 脑卒中的危险因素除外下述哪项?（　　　）
   A. 年龄 　　　　　　　　　　　　B. 高血压
   C. 糖尿病 　　　　　　　　　　　D. 贫血
2. 下列哪种是脑卒中最常见类型?（　　　）
   A. 脑梗死 　　　　　　　　　　　B. 脑出血
   C. 蛛网膜下腔出血 　　　　　　　D. 脑血管痉挛
3. 下列哪项不是脑卒中的基本表现?（　　　）
   A. 口角歪斜流涎 　　　　　　　　B. 一侧肢体麻木无力或瘫痪
   C. 喉头水肿 　　　　　　　　　　D. 视力模糊或失明

第九节　低血糖

学习目标

了解低血糖的一般概念;了解低血糖的常见原因;掌握低血糖的表现;掌握低血糖的现场急救措施。

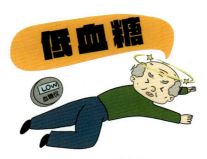

图 4-11　低血糖

一、基本概念

低血糖是多种原因引起的血液中葡萄糖水平过低的一种状态,通常伴有相应的症状与体征。低血糖的发病患者群可以是非糖尿病患者,也可以是糖尿病患者,以糖尿病患者多见。非糖尿病患者血糖 < 2.8 mmol/L,糖尿病患者血糖 < 3.9 mmol/L,即可诊断为低血糖。

二、低血糖常见原因

低血糖常在以下情况下发生:糖尿病患者用药过量或不正确、剧烈运动、严重感染、营养不良、饥饿、大量饮酒但未能及时补充食物等。

三、低血糖的表现

患者发生低血糖时,其表现基本可分为两大类。

(一)一般症状

表现为面色苍白、出汗、心慌、饥饿感、软弱无力、手足发抖、心率加快等症状。

(二)脑功能障碍的症状

患者常有注意力不集中、头晕、视物模糊、思维和语言迟钝等,如低血糖持续得不到纠正,患者可出现烦躁不安、惊厥、昏迷甚至死亡。

四、急救措施

(一)救治原则

及时识别低血糖,迅速升高血糖,防止再发低血糖。

(二)救治措施

保持周围环境安静,空气流通,置患者坐位或平躺;有条件者,立即测血糖,若血糖 < 2.8 mmol/L 或血糖检测设备出现"low",则确诊低血糖;清醒患者可口服含 15～20 g 的糖水,如 100～150 mL 的果汁或含糖饮料,或进食糖果、饼干、面包、馒头等,即可缓解;意识不清患者,应立即呼叫 120,注意保持呼吸道通畅,不要给患者喂食喂水,有条件者可给予氧气吸入。

课后复习题

1. 糖尿病患者发生低血糖的常见原因除外下述哪项? (　　)
   A. 患者用药过量或不正确　　　　　　B. 未按时进食或进食量过少
   C. 暴饮暴食　　　　　　　　　　　　D. 营养不良
2. 发生低血糖时的表现包括(　　)。
   A. 出汗　　　　　　　　　　　　　　B. 头晕
   C. 视物模糊　　　　　　　　　　　　D. 以上都是
3. 患者发生低血糖时,当其意识清醒,能吞咽时,以下处置正确的是(　　)。

A. 搀扶患者坐下或平卧

B. 协助患者口服含糖饮料

C. 进食饼干、面包、糖块

D. 以上都是

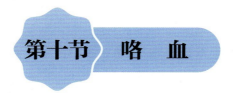

第十节　咯　血

了解咯血的一般概念；了解咯血的病因；掌握咯血的表现；掌握咯血的急救措施。

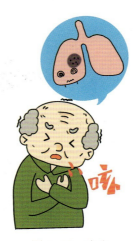

图 4-12　咯血

一、基本概念

咯血是指喉、气管、支气管和肺组织出血，随咳嗽动作而咳出的血。少量咯血有时仅表现为痰中带血，大咯血时血液可从口鼻涌出，严重者阻塞呼吸道，导致窒息死亡。

二、咯血的病因

少量咯血多由于剧烈咳嗽或炎症导致气管、支气管毛细血管破裂所致；大咯血多由于支气管动脉破裂引起，常见于肺结核、支气管扩张、肺癌和肺炎。在我国，引起咯血的首要原因是肺结核。

三、咯血的表现

患者起病急，常有喉部痒感，血颜色鲜红，呈泡沫状，多混有痰液，咯血后数天内仍可咳出血痰，患者可伴有胸闷、气短、咳嗽、咳痰、喘息等表现。咯血量大时患者可能出现气道阻塞导致窒息，或出现面色苍白、血压下降、脉搏细速、出冷汗等休克表现。

四、急救措施

大咯血可因窒息和失血性休克而致死亡。当患者发生大咯血时，可采取以下急救措施。

（一）呼救

立即拨打 120 电话，并尽快取来 AED。

（二）环境与体位

安慰患者，保持周围环境安静，空气流通，让患者绝对静卧休息，可将患者上半身抬高，头偏向一侧，注意保暖。

（三）保持呼吸道通畅

尽量不要搬动患者，保持其呼吸道通畅，鼓励患者咳出呼吸道内积血，避免呼吸道阻塞；有条件者给予吸氧。

（四）密切观察病情变化，做好抢救准备

记录咯血量，监测患者意识、脉搏、呼吸和血压，是否出现窒息、休克征象等。若发现窒息征象，如面色青紫、不能说话，立即将患者置于头低脚高俯卧位，头偏向一侧。用手轻拍患者背部以利引流，保持呼吸道畅通。若患者出现休克征象，立即置患者休克卧位（抬高头部和下肢 20°～30°，见图 4-4），注意保暖。若患者心跳呼吸停止，应立即进行 CPR，直到 120 急救人员到达。

课后复习题

1. 在我国，下面哪项是引起咯血的首要原因？（　　　）
   A. 肺结核　　　　　　　　　　　　　B. 胆结石
   C. 胰腺癌　　　　　　　　　　　　　D. 心衰

2. 咯血主要见于下述哪个系统的疾病？（　　　）
   A. 呼吸系统　　　　　　　　　　　　B. 消化系统
   C. 内分泌系统　　　　　　　　　　　D. 血液系统

3. 咯血窒息时的正确急救措施是（　　　）。
   A. 立即将患者置于头低脚高位　　　　B. 拍患者背部，协助血液咯出
   C. 体位引流，排除肺内积血　　　　　D. 以上都对

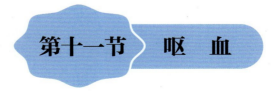

第十一节　呕血

学习目标

了解呕血的一般概念；了解呕血的原因；掌握呕血的表现；掌握呕血的急救措施。

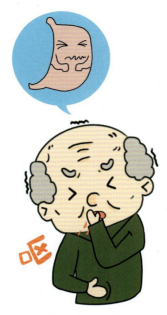

图 4-13　呕血

一、基本概念

呕血通常是随呕吐动作呕出的血液,通常是消化道出血所致,出血部位多位于食道、胃及十二指肠,但也可见于某些全身性疾病。呕血前常有恶心、腹痛、腹胀等表现,常伴有黑便或便血,严重时可有周围循环衰竭的表现。

二、呕血的病因

呕血最常见的病因是消化性溃疡、食管胃底静脉曲张、急性胃黏膜病变和胃癌。此外,胆道、胰腺疾病、全身性疾病如白血病、尿毒症等均可引起。

三、呕血的表现

呕血的临床表现主要取决于出血量及出血速度。

（一）消化道症状

呕血前常有上腹不适和恶心,随后呕出血性胃内容物。出血速度快、出血量大或在胃内停留时间短,血液呈鲜红色或有血凝块;出血量少或在胃内停留时间长,血液呈咖啡色或深褐色。呕血常伴有黑便或便血。

（二）周围循环衰竭的表现

当出血量大而快时,常可致周围循环衰竭。患者可出现面色苍白、头晕、乏力、出冷汗、四肢湿冷、脉搏细速,严重者有神志不清、血压下降、脉搏微弱等症状。

（三）伴随症状

患者可出现与基础疾病相关的伴随症状,如上腹痛、黄疸或皮肤黏膜出血。

四、急救措施

当患者发生呕血时，可采取以下急救措施。

（一）呼救

立即拨打 120 电话，并尽快取来 AED。

（二）体位与环境

尽量不要搬动或翻动患者，嘱其卧床休息，可将上半身抬高并头偏向一侧；保持环境安静，空气流通，注意保暖。

（三）保持呼吸道通畅

安慰患者，消除其紧张、恐惧心理；漱口、清理呕吐物，保持气道通畅，禁止喂水喂药。

（四）密切观察病情变化，做好抢救准备

记录呕血量，监测呼吸、脉搏和血压，有条件者给予吸氧。若发现患者有窒息表现时，立即将患者置于头低脚高俯卧位，头偏向一侧。用手轻拍患者背部以利引流，保持呼吸道畅通。

若患者心跳呼吸停止，应立即进行 CPR，直到 120 急救人员到达。

课后复习题

1. 呕血主要是哪个部位病变引起的？（   ）
   A. 上消化道
   B. 下消化道
   C. 肺癌
   D. 支气管炎

2. 清醒患者大量呕血时，最适宜的体位是（   ）。
   A. 侧卧位或半卧位，头偏向一侧。
   B. 平躺仰卧位
   C. 俯卧位
   D. 端坐位

3. 大量呕血出现周围循环衰竭的表现有（   ）。
   A. 面色苍白、皮肤湿冷
   B. 脉搏细速
   C. 头晕、乏力
   D. 以上都是

第十二节　急　产

学习目标

了解急产的定义；了解总产程分期；了解急产的影响；掌握急产的处理方法与注意事项。

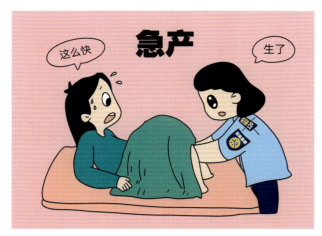

图 4-14　急产

一、急产定义

妊娠达到及超过 28 周,胎儿及附属物从临产开始至全部从母体娩出的过程称分娩。当孕妇从规律宫缩开始,到胎儿和胎盘组织全部娩出的时间小于 3 h,称为急产。

二、总产程分期

分娩全过程即总产程,指从规律宫缩开始至胎儿、胎盘娩出的全过程,分为三个产程。

(一)第一产程

又称宫颈扩张期,即从规律性宫缩开始到宫颈口开全。此期分为潜伏期、活跃期。

1. 潜伏期

为宫口扩张的缓慢阶段。初产妇一般不超过 20 h,经产妇不超过 14 h。

2. 活跃期

为宫口扩张的加速阶段。一般宫口开至 4～5 cm 即进入活跃期,最迟到 6 cm 才进入活跃期,直到宫口开全至 10 cm。此期宫口扩张速度通常 ≥ 0.5 cm/h。

(二)第二产程

第二产程,又称胎儿娩出期,指从宫口开全至胎儿娩出。未实施硬膜外麻醉者,初产妇最长不应超过 3 h,经产妇不应超过 2 h;实施硬膜外麻醉镇痛者,可在此基础上延长 1 h,即初产妇最长不应超过 4 h,经产妇不应超过 3 h。

(三)第三产程

又称胎盘娩出期,指从胎儿娩出到胎盘娩出。一般为 5～15 min,不超过 30 min。

三、急产的影响

(一)对产妇的影响

急产易导致产妇会阴、阴道或子宫颈撕裂,增加产后出血、会阴裂伤、产褥感染的风险。

（二）对新生儿的影响

急产易造成胎儿窘迫，甚至窒息死亡。胎儿娩出过快，胎儿在产道内解除压力太快，还会致新生儿颅内血管破裂，出现颅内出血。如接产准备不及时，新生儿还易发生感染、骨折及外伤等伤害。

四、急产处理方法

当产妇出现有规律的宫缩、阵痛、阴道出血或流液，有强烈便意等分娩征象时，需密切观察产妇的症状和表现，积极准备急产分娩处理。

（一）环境安全，保护隐私

院外急产，首先评估环境是否安全，并注意遮挡，保护产妇隐私。

（二）拨打 120，遵从电话指导

立即拨打 120 急救电话，配合调度员的问询，并遵从其指导进行紧急处理。

（三）准备急产用品，注意产妇保暖

让产妇平躺，头部垫枕，准备碘伏、床单、毛毯、毛巾、纱布、绳带和装胎盘的容器等急产分娩用品，立即将塑料布和清洁的毛巾置于产妇臀下，并给产妇盖上衣物保暖。

（四）进行消毒，预防感染

如果时间和条件允许，施救者清洁消毒双手、佩戴无菌手套等，使用碘伏进行会阴消毒。

（五）取合适体位，有助胎儿娩出

如果胎儿开始娩出，协助产妇取仰卧屈膝姿势，两腿尽量向外分开，有助胎儿娩出。

（六）协助分娩，掌握正确方法

施救者协助分娩时，应用手控制胎头娩出速度，一手保护产妇会阴部，同时用另一手轻轻下压胎头枕部，协助胎头俯屈，使胎头双顶径缓慢娩出，避免娩出过急，造成会阴撕裂。当胎头枕部在耻骨弓下露出时，还应指导产妇在宫缩间隙稍向下屏气用力，一手协助胎头仰伸，使胎头缓慢娩出，清理胎儿口腔黏液。胎头娩出后不急于娩出胎肩，而要等待宫缩自然完成外旋转复位，使胎肩旋转至骨盆出口前后径。再次宫缩时，施救者一手托住会阴，另一手将胎儿颈部向下牵拉胎头，使胎儿前肩从耻骨弓下顺势娩出，继之托胎颈向上，使后肩从会阴前缘缓缓娩出。双肩娩出后，保护会阴的手放松，双手协助胎体娩出。操作动作要轻柔，避免暴力拉出，并托稳新生儿，防止其滑落地面。

（七）胎儿娩出，加强保护

胎儿娩出后，用干净柔软的纱布擦净其口鼻内的羊水及黏液，用清洁衣物或毛巾擦干新生儿，用干布巾包裹新生儿（包裹头部，但不能盖住脸），做好产妇和新生儿的保暖。如果确定呼吸道清理干净后新生儿仍未啼哭，可用手抚摸新生儿背部或轻弹新生儿足底，促其啼哭建立呼吸。

（八）扎紧脐带，切勿擅自断脐

在距离新生儿脐部约 15 cm 处用结实的绳带缠绕脐带并扎紧，切勿擅自断脐，应交由专业医护人员进行处理。

（九）协助胎盘娩出，及时送医

按摩子宫，协助胎盘娩出，不要用牵拉脐带的方法娩出胎盘。待胎盘娩出时，用容器接好，连着新生儿和脐带一起送至医院，以便医生检查确认胎盘是否全部娩出。

（十）密切观察，等待急救人员到来

密切观察并陪伴在产妇和新生儿身边，直到 120 急救人员到达。

五、注意事项

协助分娩的过程中，应给予产妇心理安慰和鼓励，消除其无助和恐惧感。告知产妇在每次宫缩间隙进行深呼吸，不要大声喊叫，因大声喊叫会造成胎儿缺氧、延缓分娩并增加体力消耗。产妇因分娩体力透支，应及时补充液体和食物。分娩过程中，如出现大出血、脐带脱垂、脐带缠绕、胎位异常难产等意外情况，应配合 120 调度人员指导，采取相应的紧急措施。

（一）产后大出血

可让新生儿吮吸产妇的乳头，刺激乳头，或按摩子宫，刺激产妇子宫收缩，减少出血。如发现阴道撕裂伤，可用清洁毛巾予以压迫止血。正确处理胎盘娩出可减少产后出血。

（二）脐带脱垂

一旦发生可直接威胁胎儿的生命。现场应迅速将产妇置于膝胸卧位或平躺臀部垫高位，以减轻胎先露压迫脐带。条件允许，应给予产妇吸氧、保暖，并用纱布包住脐带，但不可将脐带塞回阴道。

（三）脐带缠绕

脐带缠绕胎儿身体或颈部很常见，可引起胎儿缺氧和胎先露下降受阻。如发生时，应及时将脐带顺肩部推上或将脐带从头上方轻轻解下。

（四）胎位异常

正常分娩胎位为枕前位，胎位异常时极易造成难产。如发现足先露、臀先露等胎位异常，应及时抬高产妇臀部，并嘱其在宫缩疼痛时不要用劲，只做深呼吸，及时由 120 救护车转送医院诊治。

课后复习题

1. 孕妇从规律宫缩开始，至胎儿和胎盘组织全部娩出的时间小于（　　），称为急产。

   A. 3 h

   B. 4 h

   C. 5 h

   D. 6 h

2. 如院外发生急产，胎儿娩出后，施救者应在距离新生儿脐部（　　）处用结实的绳索扎紧，不要随意剪断脐带。

   A. 5 cm

   B. 15 cm

   C. 10 cm

   D. 20 cm

3. 以下急产处理措施错误的是（　　）。

   A. 立即拨打 120 急救电话

B. 协助分娩时，应注意用手控制胎头娩出速度

C. 如胎盘不能自行娩出，可强行拉出

D. 注意产妇和新生儿保暖

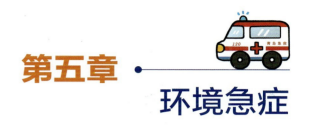

第五章 环境急症

第一节　电击伤（触电）

一、基本概念

电击伤，也称触电，是指电流通过人体时所造成的人体内部伤害。它会破坏人的心脏、呼吸及神经系统的正常工作，甚至危及生命。雷电击伤是特殊的电击伤，是瞬间的超高压直流电造成的机体特殊损伤。

二、电击伤的常见原因及机制

电击伤的原因主要有违规安装和维修电器、电线老化、电器漏电、电线上挂吊衣物、折断的电线接触到人体、树下躲雨被闪电击中等。电击损伤程度与电流强度、电流种类、电压高低、通电时间、人体电阻、电流途径等有关。家庭或工作场所触电事故多由于开关损坏、电线磨损、电器故障等。儿童经常把手指或导电器物插进电源插座，导致触电。

三、电击伤的表现

（一）局部表现

有明显出入口，创面小，呈焦黄或灰白色，边缘整齐；皮肤创面小，但深部组织损伤广泛，显著特点为口小底大。闪电击伤时皮肤出现微红的树枝样或细条状条纹，电流通过的组织和器官可发生隐匿性损伤；高压电击伤，皮肤入口灼伤通常比出口严重，烧伤处组织焦化或炭化，如有衣服点燃可能发生大面积烧伤。

（二）全身表现

电击伤引起肌肉痉挛（手足抽搐）、面色苍白、头晕、心悸等。如人体被吸附在电器上无法脱身，机体仍有电流通过，可造成严重烧伤；肌肉突然收缩可引起伤者高处坠落，导致脊髓损伤或骨折；严重的伤者立即失去意识、心跳呼吸骤停而死亡。

四、电击伤的急救处理

（一）确保安全　切断电源

实施急救之前，仔细观察周围环境是否安全，不要接触伤员身体，迅速切断电源（拉下电闸、拔掉插头）；站在干燥的绝缘体（木头盒子、书本）上，用木棍或扫帚挑开电线并放置好，避免使人再触到；用布条缠住足踝及手臂，将伤者脱离电源或电线（见图5-1）；高压电击伤，立即通知电力部门断电，与伤者保持20 m以上的距离；雷电击伤一定要将所有人迅速撤离现场，避免再次遭受雷击。

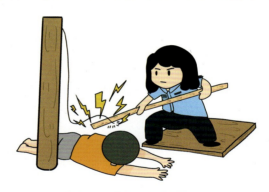

图5-1　用绝缘物脱离电线

（二）CPR

松解患者衣领、腰带，清除其口腔分泌物、开放气道。检查患者的意识、呼吸，无反应、无呼吸或仅有濒死样呼吸，立即实施CPR，同时拨打120急救电话，获取AED。

（三）冲洗受伤部位

用冷水冲洗受伤部位。如果伤口明显，从电流出入口冲洗至少10 min，直至疼痛缓解。在组织肿胀之前轻轻取下戒指、手表、腰带，脱掉紧身衣服。不要触摸烧伤处。用干净的塑料袋套在手和脚的受伤部位上，或用保鲜膜覆盖。保鲜膜的长度要和肢体长度一致，不要缠绕肢体，也可用干净的衬布与绷带代替。

（四）预防

加强用电安全知识培训，定期检修电器与线路；雷雨天气不宜从事室外工作，不宜在树下躲雨、游泳等，不要靠近外接天线、铁丝网，远离带电设备。

课后复习题

1. 目击有人触电时应该首先做什么？（　　　）

   A. 仔细观察周围环境是否安全,迅速切断电源(拉下电闸、拔掉插头)

   B. 立即进行 CPR

   C. 快速用手拉开触电者

   D. 直接将触电者推开。

2. 电击伤的表现哪项错误？（　　　）

   A. 心跳呼吸骤停　　　　　　　　　B. 兴奋、谵妄

   C. 脊髓损伤或骨折　　　　　　　　D. 肌肉痉挛

3. 电击伤的现场救治哪项不妥？（　　　）

   A. 切断电源,确保施救者安全

   B. 检查伤者是否有呼吸有意识

   C. 如有呼吸心脏骤停,在安全环境下立即 CPR

   D. 快速用手将伤者拉开以脱离电源

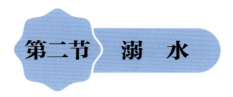

第二节　溺　水

学习目标

了解溺水的识别;掌握溺水的急救处理。

一、基本概念

溺水,也称淹溺,是指人体浸没于水或其他液体介质,由于水流进气道,或因上呼吸道受水的刺激而痉挛,导致窒息。严重者出现呼吸心脏骤停。无论患者存活或者死亡都属于溺水。溺水是世界上最常见的意外死亡原因之一。在我国,淹溺是伤害死亡的第三位原因。

二、溺水的发病机制和常见原因

（一）溺水的发病机制

1. 缺氧

溺水者被水淹没之后,早期喉痉挛反射会暂时防止水进入肺内,喉反射逐渐减弱后,水被吸入肺内,引起机体出现严重缺氧症状。

2. 溺亡

溺水时间过长,溺水者呼吸心跳停止而死亡。

(二)溺水的常见原因

溺水常见于水上运动(游泳、划船意外等)、跳水(头颈或脊髓损伤)或潜水员因癫痫、心脏病、低血糖等发作引起意识丧失者;下水前饮酒或服用损害脑功能药物及水中运动时间较长过度疲劳者;也可见于水灾、交通意外或投水自杀者等。

三、溺水生存链

溺水生存链由五个关键环节组成:预防、识别、提供漂浮物、脱离水面、现场急救(见图5-2)。及时识别溺水,在保障施救者安全的基础上实施有效的急救措施,能够提高溺水患者的生存率。

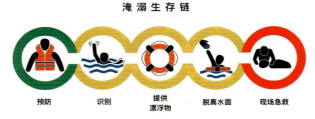

图5-2　溺水生存链

四、溺水的识别及表现

(一)溺水的早期识别

溺水早期的征象就是看起来不像溺水,而是像仰望天空、像在爬楼梯、像练习闭气等,但他不会呼救,不会游向旁边的人,更不能响应旁人的呼唤(见图5-3)。

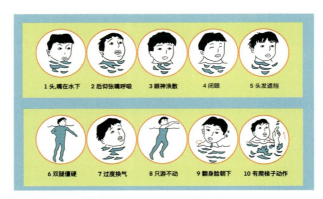

图5-3　溺水早期表现

(二)溺水的临床表现

轻度溺水者主要表现为寒战、咳嗽、呼吸困难、咳粉红色泡沫样痰、头痛、胸痛等;严重溺水者可表现为意识丧失、呼吸心跳停止。

五、溺水的现场急救

（一）脱离水面

现场目击者如果没有接受过正规的水下救援训练，不要轻易下水救人。可大声呼救并在岸上就地取材向溺水者抛掷救生圈、竹竿、衣物、绳索等，帮助溺水者脱离险境（见图5-4）。如果下水营救，应借助于专用的救援设备或救生船接近溺水者。两人一同下水施救比单人施救更安全。切勿多人手拉手下水救援，常可因脱手导致施救者溺亡的发生。切勿跳水时将头扎进水里去救人，施救者可能失去与溺水者保持视觉接触且增加脊柱损伤的风险。

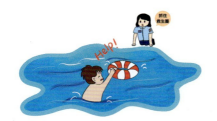 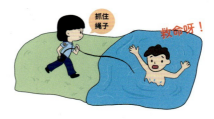

图 5-4　溺水抛物救援

（二）现场施救

1. 启动应急反应系统

现场目击者应该尽快拨打急救电话120，同时通知附近的专业水上救援队员。

2. CPR

溺水者救上岸后，立即对呼吸心脏骤停者进行CPR。无论是现场第一目击者还是专业人员，初始复苏时都应该首先从开放气道和人工通气开始。如患者口腔有异物应立即清除，保持呼吸道通畅。

3. 保暖

在不影响CPR的前提下，尽可能去除湿衣服，擦干身体，给予保暖，防止患者出现体温过低。

4. 不要控水

现场不要控水，控水无效且延误实施CPR的时间。

课后复习题

1. 溺水生存链不包括哪一项？（　　）
   A. 立即控水 　　　　　　　　　B. 识别
   C. 提供漂浮物 　　　　　　　　D. 脱离水面
2. 溺水的现场急救错误的是（　　）。
   A. 手拉手下水救援
   B. 保暖，防止患者出现体温过低
   C. 溺水者救上岸后对呼吸心脏骤停者立即进行CPR

D. 目击者在岸上就地取材向溺水者抛掷救生圈、竹竿、衣物、绳索等帮助溺水者脱离险境

3. 溺水者 CPR 首先进行（　　　）。

A. 控水

B. 首先从开放气道和人工通气开始

C. 从胸外按压开始

D. AED 除颤

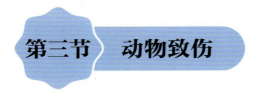

第三节　动物致伤

学习目标

了解动物致伤后可能出现的症状表现；掌握动物致伤的急救处理。

一、概述

（一）概念

动物致伤是指动物牙齿咬合、撕裂人体组织导致的皮肤破损、组织撕裂、出血和感染等损伤；动物咬伤还可能引起狂犬病、破伤风等特殊感染。正确的早期伤口处理，进行狂犬病、破伤风等疾病的预防是动物咬伤处理的基本原则。

（二）临床表现

动物咬伤可导致多种组织损伤：划伤、穿刺伤、撕裂伤等。大型动物咬伤伴有强大力量的撕扯，可导致严重损伤。致死性的损伤通常发生于头部和颈部，或见于重要器官的直接贯穿伤。咬伤后治疗延迟是导致感染发生率高的重要因素之一。咬伤伤口感染的临床表现包括发热、红肿、压痛、脓性分泌物、化脓性关节炎等。狂犬病缺乏特异性治疗，病死率几乎 100%，应当加强预防。

（三）急救处理

远离致伤动物，确保现场安全；如有大出血，立即止血；伤口一般不包扎；用肥皂水或大量清水充分冲洗伤口以清除残留病原体，然后用 75% 酒精或碘伏消毒伤口；及时接种狂犬疫苗与破伤风抗毒素；观察患者的生命体征，如出现休克，立即拨打急救电话。

二、蛇咬伤

（一）蛇咬伤概述

蛇可分为有毒蛇和无毒蛇。山东省内毒蛇种类和数量较少，青岛市内有蛇类 10 种左右，常见的有长岛蝮蛇和短尾蝮蛇（土灰），在市内的崂山和浮山、黄岛大小珠山、即墨沿海地区的山林均可见到。崂山土灰在秋天四处觅食，准备冬眠，是毒性最高的季节。如无法判断是否为毒蛇咬伤，要按照有毒蛇咬

伤做紧急处理。

（二）有毒蛇和无毒蛇咬伤的鉴别

1. 看蛇外形

青岛地区蝮蛇大多为灰褐色，头呈三角形，脖子较细；无毒蛇头比较小，颈部比较粗，爬行速度很快。

2. 看蛇的牙痕

毒蛇咬伤局部可见两颗较大呈"．．"分布的毒牙咬痕，亦有呈"：："形，除毒牙痕外，还可出现副毒牙痕迹的分布形状；无毒蛇咬伤是前后一致的细小牙痕，呈锯齿状或弧形排列（见图5-5）。

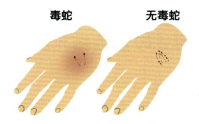

毒蛇　　　　**无毒蛇**

图 5-5　有毒蛇与无毒蛇咬痕区别

3. 蛇咬伤的临床表现

细胞毒毒蛇咬伤的伤口会出现麻木或剧痛并逐渐加重，伤肢迅速肿胀甚至坏死；血液毒毒蛇咬伤的伤口会出血不止；神经毒毒蛇咬伤多伴有呼吸困难、昏迷、休克等全身性中毒症状。无毒蛇咬伤时，皮肤留下细小齿痕，局部稍痛，可起水疱，无全身反应。根据毒蛇咬伤的临床症状可分为无中毒、轻度中毒、中度中毒、重度中毒（见表5-1）。

表 5-1　蛇咬伤严重程度分级

严重程度	临床表现
无中毒	仅有牙痕
轻度中毒	疼痛、淤血、非进行性肿胀
中度中毒	肿胀进行性发展，有全身症状和体征，实验室检查结果异常
重度中毒	意识改变、休克、呼吸困难等

（三）蛇咬伤的急救处理

1. 脱离

脱离蛇咬伤环境，尽量记住蛇的外形特征，最好拍照。不要企图去捕捉或者追打蛇，以免再次被咬。

2. 冷静

避免慌张激动，用力或兴奋都会导致心率增加、循环加快。

3. 呼救

立即呼叫120。

4. 清洗

用肥皂水或清水冲洗伤口。如毒液喷入人的眼睛，要立即用大量清水或生理盐水冲洗。

5. 解压

去除受伤部位的戒指、手镯、手表或比较紧的衣物，以免伤口继续肿胀，导致无法取下或加重局部损伤。

6. 包扎

可用绷带或布条，自肢体远端向近端缠绕至整个肢体，保持一定压力，勿过紧或过松，露出手指或脚趾观察血液循环。也可用纱布或棉布类折叠成 5 cm × 5 cm 的方块，覆盖伤口，再以绷带或布条适当加压固定（见图 5-6）。

毒蛇咬伤后结扎部分

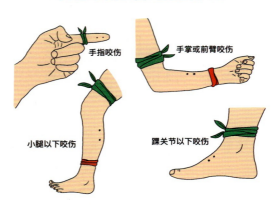

图 5-6　毒蛇咬伤结扎

7. 制动

避免活动，局部咬伤的肢体要用木棍、木板等固定，并使受伤的部位保持相对较低位置，可以使用门板等替代物转运患者，尽快送医。

8. 止痛

如果有条件，可以在现场给予止痛药。

9. 复苏

毒蛇咬伤后若出现恶心、呕吐，可以将伤者置于侧卧位，避免呕吐物导致窒息；若出现意识丧失、呼吸心跳停止，应立即在现场进行 CPR。

毒蛇咬伤救治最有效的方法是尽快应用抗蛇毒血清，越早越好！

（四）蛇咬伤救治"六不要"

1. 不要奔跑

因为奔跑会促进血液循环，加快毒素的吸收。

2. 不要切开伤口

非专业人士不建议在现场切开伤口。因为在现场切开伤口容易损伤血管及韧带组织,诱发后期感染。

3. 不要用嘴吸吮

用嘴吸吮可以使毒素进入吸吮者的口腔,导致吸吮者发生中毒。条件允许可辅以负压拔罐吸出毒素(见图5-7)。

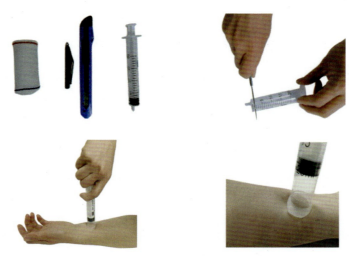

图 5-7 注射器改装拔罐器方法

4. 不要用止血带结扎

如出现过度结扎,会导致肢体缺血或坏死,加重伤情。

5. 不要涂药或冷敷

不要涂抹药液、药膏,也不要进行冷敷。使用药液、药膏反而会影响伤口的观察,并且会诱发感染;冷敷会影响周围血供而加重伤情。

6. 不要进食

不要饮酒或咖啡,也不要进食任何食物。

三、昆虫叮咬和蜇伤

(一)昆虫叮咬和蜇伤的表现

蜜蜂、胡蜂或大黄蜂、蝎、蜈蚣、毒蜘蛛等昆虫蜇伤后,局部出现红肿、疼痛。嘴部或喉部被蜇伤,肿胀部位有阻塞气道的潜在危险。对于任何昆虫蜇伤,最重要的是观察有没有过敏症状,严重者可能引起过敏性休克(见图5-8)。

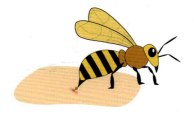

图 5-8 蜜蜂蜇伤

(二)急救处理

首先,安抚伤员,昆虫蜇伤后尽量拔除毒刺,可用胶布粘贴去除毒刺,也可用硬质卡片比如信用卡的边缘或指甲朝一侧将蜇刺刮出，不要挤压；抬高患处，用冰袋之类的物品冷敷至少 20 min。如患处持续疼痛和肿胀，立即就医；如果嘴部或喉部蜇伤，可给患者含冰块或小口喝冰水及凉水，以防喉部肿胀阻塞呼吸道；监测生命体征，注意有无过敏反应的迹象，如呼吸困难、皮肤瘙痒，如患者出现过敏性休克，立即拨打急救电话 120；经常在户外工作者、登山爱好者可随身携带用注射器改装的负压拔罐器，遇到昆虫蜇伤及时吸出毒液或毒刺（见图 5-7）。

四、海蜇（水母）蜇伤

海蜇是生活在海洋中的一种腔肠软体动物。海蜇口腕部的丝状触手上有密集的刺丝囊，能分泌毒液。当人体被海蜇蜇伤后，毒液会引起皮肤局部损害，重者可导致全身过敏反应、休克，甚至死亡。

（一）海蜇蜇伤的表现

1. 局部表现

人体被蜇伤部位可有触电样刺痛、麻木、瘙痒及烧灼感，局部可有线状红斑、丘疹或风团样损害。典型损害为鞭痕状皮损（见图 5-9），可伴有水疱、瘀斑，甚至皮肤坏死等。局部皮损较轻者，经 2～3 天开始消退，1～2 周即可痊愈。严重者可持续数天、数月，甚至出现皮肤色素沉着、瘢痕形成等。

2. 全身表现

中、重型蜇伤后几分钟至数小时内可出现全身过敏反应，主要表现头痛、头晕、烦躁不安、恶心、呕吐、食欲缺乏、腹痛、腹泻、咳嗽、胸闷、气短、呼吸困难、咳大量泡沫样痰等。

3. 过敏性休克

海蜇毒素进入人体后，可能会导致患者在短时间内迅速发生过敏性休克，主要表现为出冷汗、面色苍白、脉速而弱、四肢湿冷、意识不清等。

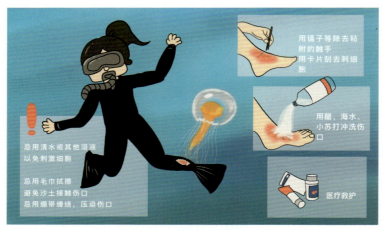

图 5-9　海蜇蜇伤的表现

（二）急救处理

被海蜇蜇伤后，应尽快脱离蜇伤环境，立即上岸；用海水反复冲洗蜇伤部位，尽量清除局部毒液，切勿用淡水或生理盐水清洗，避免因渗透压过低刺丝囊破裂引起毒素的大量释放而加重病情；用塑料硬卡片（如银行卡）、镊子等工具清除残留在皮肤中的海蜇触手及刺丝囊，禁止用手直接接触或用力摩擦蜇伤部位；救护人员应戴手套，避免被蜇伤；去除触手和刺丝囊后，用热水浸泡蜇伤部位，水温为 40 ℃～50 ℃，持续 20 min，少数患者病情发展迅速，出现急性肺水肿、过敏性休克等，甚至死亡，应尽快拨打急救电话 120，送往医院诊治，以免贻误治疗时机。

课后复习题

1. 海蜇蜇伤的主要表现是（　　　）。

　A. 有触电样刺痛、麻木、瘙痒及烧灼感

　B. 典型损害为鞭痕状皮损，可伴有水疱、瘀斑，甚至表皮坏死等。

　C. 重型蜇伤后几分钟至数小时内可出现全身过敏反应

　D. 以上都对

2. 毒蛇咬伤救治最有效的方法是（　　　）。

　A. 尽快应用抗蛇毒血清

　B. 用纱布或布类折叠成 5 cm×5 cm 的方块，覆盖伤口，再以绷带或布条适当加压固定

　C. 用盐水、肥皂水或高锰酸钾溶液冲洗伤口

　D. 不要用止血带结扎

3. 动物咬伤处理基本原则是（　　　）。

　A. 正确的早期伤口处理，进行狂犬病、破伤风等疾病的预防

　B. 开放性伤口变为闭合性伤口

　C. 及时包扎伤口

　D. 预防感染

第四节　中　暑

学习目标

了解中暑的致伤机制；掌握中暑的现场急救处理。

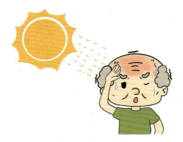

图 5-10　中暑

一、基本概念

中暑是由于人体长时间暴露在烈日下或高温环境中，因湿度大、通风不良、出汗多、饮水不足等原因，造成机体体温调节功能失常，出现热平衡和代谢紊乱。严重的中暑患者可在感觉不适后数分钟内丧失意识。

二、中暑的临床表现

（一）中暑先兆

在高温环境下工作一定时间后，出现头晕、头痛、乏力、口渴、多汗、心悸、注意力不集中、动作不协调等症状。体温正常或略有升高，但低于 38 ℃，可伴有面色潮红、皮肤灼热等，短时间休息后症状即可消失。

（二）热痉挛

在高温作业环境下从事体力劳动或活动，大量出汗后出现短暂、间歇发作的疼痛性肌痉挛，常发生在下肢背侧肌肉群，也可发生在腹部和后背。体温一般正常。

（三）热衰竭

在高温作业环境下从事体力劳动或活动，身体体液和盐分丢失过多，出现多汗、皮肤湿冷、面色苍白、恶心、头晕、心率变快、少尿等脱水征。体温常升高但不超过 40 ℃，可伴有眩晕、晕厥，部分患者早期仅出现体温升高。

（四）热射病

在高温作业环境下从事体力劳动或活动，出现以体温明显增高及意识障碍为主的临床症状，表现为皮肤干热、无汗，体温高达 40 ℃及以上，甚至出现昏迷、抽搐等。

三、中暑的急救处理

（一）中暑先兆

立即脱离高温环境，尽可能脱去外套，到通风阴凉处休息、平卧；给予含盐的清凉饮料；对症处理并拨打急救电话 120。

（二）快速降温

用冷湿的床单包裹伤员，通过浇冷水来保持床单潮湿，用风扇给患者扇风，或用冷水擦拭使患者体温下降至腋温 37.5 ℃。但不要强行扶起中暑患者，也不要给患者喝藿香正气水、口服退烧药，或用酒精擦浴降温。

（三）实施 CPR

对于呼吸心脏骤停者，立即实施 CPR。

课后复习题

1. 中暑的临床表现下列哪项正确？（　　）

    A. 热痉挛，短暂发作肌肉痉挛，体温一般正常

    B. 热衰竭，多汗少尿，体温升高

    C. 热射病，皮肤干热无汗，体温过高

    D. 以上都对

2. 中暑的急救处理正确的是（　　）。

    A. 立即脱离高温环境，尽可能脱去外套，到通风阴凉处休息、平卧

    B. 给予含盐清凉饮料及对症处理并拨打急救电话 120

    C. 用冷水擦拭使患者体温下降至腋温 37.5 ℃

    D. 以上都是

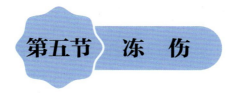

第五节　冻　伤

学习目标

了解冻伤的识别；掌握冻伤的急救处理。

一、基本概念

冻伤，指在寒冷、潮湿或有风的地带工作劳动时，由于低温或机体长时间暴露在寒冷环境下引起的局部或全身温度下降而发生的损伤，损伤程度与寒冷的强度、风速、湿度、受冻时间以及人体局部和全身状态有直接关系。严重的冻伤会导致永久的感觉丧失、组织损伤与组织坏死。冻伤多伴有体温降低。

二、冻伤常见原因

（一）长时间暴露于寒冷环境，又无充分保暖措施和热能供给不足时，如登山者、滑雪者和驻守在高山寒冷地区的边防军战士等；

（二）年老、体衰、慢性疾病（痴呆、精神病和甲状腺功能减退症）和严重营养不良患者在低室温下也易发生冻伤；

（三）意外冷水或冰水淹溺者。

三、冻伤的临床表现

一级冻伤，即冻疮，多发生在手、足、面颊、鼻、耳等暴露部位，一般症状轻微，表现为短暂的麻木和

皮肤苍白,经复温后症状消失(见图5-11)。如果不进行妥善处理,损伤持续加重,将发展成为严重冻伤。

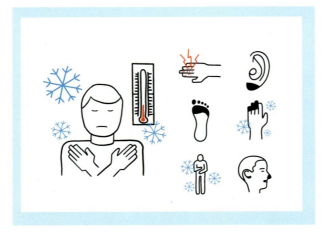

图5-11　常见冻伤部位

冻伤的主要临床表现如下。

(1)针刺样疼痛,冻伤部位苍白麻木、皮肤僵硬。

(2)冻伤部位皮肤呈苍白色,继而出现斑点和蓝色,形成水疱等。

(3)严重者失去痛觉、呼吸浅慢甚至意识丧失,发生心跳呼吸骤停。

四、现场急救

(1)迅速将患者移至温暖避风环境,搬动时要谨慎,以防发生骨折。进入室内轻轻脱掉患者的手套、戒指和靴子等,避免摩擦冻伤处,损害皮肤和其他组织。

(2)立即脱去患者潮湿的衣服,用织物擦干患者身体,换上干燥衣物,用毛毯或厚棉被包裹患者身体。

(3)将受伤肢体放在40 ℃左右的温水中复温20 min,当皮肤转红或出现寒战时离水,然后小心擦干全身,用温暖的被子覆盖,把复温后的肢体抬高,以免发生水肿。

(4)用热水袋、发热贴等对患者胸部、脖子、腋窝、腹股沟等核心区进行加温。必要时拨打120,送患者去医院。

(5)为清醒患者喂食一些流质温热的高热量食物。

(6)对于呼吸心脏骤停者,应立即开始CPR。

课后复习题

1. 冻伤的现场急救哪项正确? (　　　)

　　A. 迅速将患者移至温暖避风环境,搬动时要谨慎,以防发生骨折

　　B. 给清醒患者吃温热的流质食物

　　C. 立即脱去患者潮湿的衣服,用织物擦干患者身体,换上干燥衣物,用毛毯或厚棉被包裹患者身体

　　D. 以上都对

2. 下列哪项是冻伤的表现？（　　　）

    A. 冻伤部位麻木、冰凉　　　　　　　　B. 皮肤苍白、僵硬

    C. 呼吸浅慢、心率减慢　　　　　　　　D. 以上都是

3. 冻伤的常见原因正确的是（　　　）。

    A. 长时间暴露于室外低温环境

    B. 严寒地区患者吃得过少，热量摄入不足

    C. 老年患者低温环境中待的时间过长

    D. 以上都对

第六节　烧烫伤

学习目标

了解烧烫伤基本概念；掌握烧伤的分级与临床特征；掌握烧烫伤现场急救。

一、基本概念

烧烫伤是经由热力、电流、化学物品、辐射线等引起的组织热损伤。轻者损伤皮肤，出现肿胀、水疱、疼痛；重者皮肤烧焦或呼吸道烧伤。大面积烧烫伤引起休克，晚期出现感染、脓毒症等并发症，常危及生命。某些化学试剂可能会刺激、烧伤或腐蚀皮肤，造成大面积烧烫伤，发生致命性损伤。

二、烧烫伤的深度

烧烫伤分 3 度：一度为表皮烧烫伤，皮肤出现红斑，局部疼痛，一般无水疱；二度为中度烧烫伤，常损伤真皮层，出现红斑和水疱，疼痛剧烈；三度为深度烧烫伤，皮肤苍白或烧焦，痛觉消失，全皮层甚至皮下组织、肌肉、神经血管都有损伤（见图 5-12）。

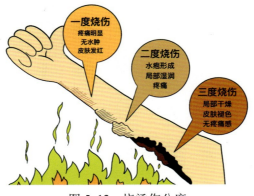

图 5-12　烧烫伤分度

三、烧烫创面积的计算方法

（一）九分法

为了方便评估烧烫伤的面积，将身体分为 11 个区，每个区约含体表面积的 9%，会阴部约含体表面积的 1%（见图 5-13）。

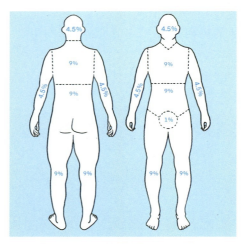

图 5-13　烧创面积九分计算法

（二）手掌法

1 个手掌的面积相当于人体表面积的 1%。烧创面积在 10% 以上或者在面部、手部、大关节、呼吸道烧伤的为严重烧伤，可能危及生命，致残率高（见图 5-14）。

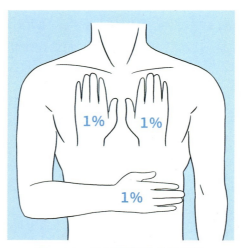

图 5-14　烧创面积手掌计算法

四、现场急救

现场急救方法如图 5-15 所示。

（一）脱离热源

立即脱离热源，并用冷水冲洗伤处或将伤处浸泡于冷水中至少 10 min，直至疼痛减轻。

（二）去除约束物

给烧烫伤部位降温的同时,在受伤部位开始肿胀前,小心去除周围的衣物和首饰。注意不要强行去除粘在伤处的衣服。

（三）覆盖烧烫伤部位

用保鲜膜或无黏性的干净敷料覆盖烧伤创面,敷料大小应超过创面,注意不要用保鲜膜缠绕肢体以免肢体肿胀造成包扎过紧。

（四）面部烧烫伤

面部烧烫伤不要覆盖,在救援到达前持续用冷水降温,密切观察患者有无呼吸困难,高度警惕呼吸道水肿发生窒息的可能。

（五）化学烧烫伤

如因化学物质造成的烧烫伤,须戴保护性手套操作,用大量清水反复冲洗伤处至少 20 min。如被生石灰烧伤时,应先清除皮肤上的生石灰颗粒,再用大量清水冲洗,避免生石灰遇水产生热量加重皮肤损伤。

（六）拨打 120 电话

大面积烧烫伤或严重烧烫伤患者,应立即拨打 120 电话,尽快送往医院进一步治疗。

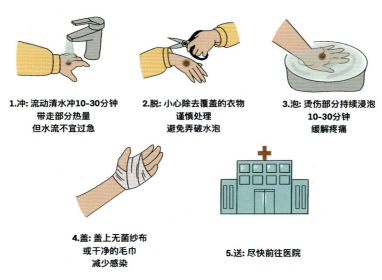

图 5-15 烧烫伤的处置

五、注意事项

（一）不要在烧烫伤部位使用软膏或油脂,以免损伤组织,增加感染的风险。

（二）尽量不要弄破水疱，如果水疱破裂或可能破裂，使用无黏性的敷料保护创面。

（三）对于大面积烧烫伤的患者及儿童、老年人，降温时间不宜过长，以免引起低体温。

（四）不要给严重烧烫伤患者喝水，仅可用水湿润其口唇。

课后复习题

1. 烧烫伤现场正确处置第一步是什么？（　　）
   A. 冷水冲洗伤口 　　　　　　　　　　B. 给伤口涂抹药膏
   C. 包扎伤口 　　　　　　　　　　　　D. 喝水

2. 烫伤或烧伤后，下列哪种方法最不适合处理伤口？（　　）
   A. 使用冷水冲洗伤口 　　　　　　　　B. 用湿毛巾冷敷伤口
   C. 涂抹牙膏或黄油 　　　　　　　　　D. 无黏性敷料覆盖伤口

3. 如果烧伤或烫伤后出现水泡，应该（　　）。
   A. 尽快将水泡戳破 　　　　　　　　　B. 将水泡保持完整，不要戳破
   C. 在水泡上涂抹药膏 　　　　　　　　D. 在水泡上涂红药水预防感染

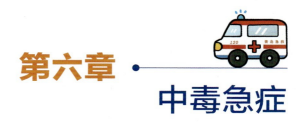

第六章 中毒急症

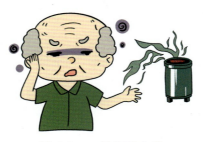

第一节 一氧化碳中毒

了解一氧化碳中毒的基本概念;了解一氧化碳中毒的病因;掌握一氧化碳中毒的临床表现;掌握一氧化碳中毒的急救处理措施。

图 6-1　一氧化碳中毒

一、基本概念

一氧化碳为含碳物质不完全燃烧产生的一种无色、无味和无刺激性的气体。人体短期内吸入过量一氧化碳气体引起的中毒称一氧化碳中毒,俗称煤气中毒。最常见的一氧化碳中毒主要来自生活中毒和职业中毒。

二、病因

(一)生活中毒

主要来自家庭煤炉取暖和煤气泄漏。当室内通风不良时,家用煤炉、燃气热水器所产生的一氧化碳气体以及煤气泄漏等原因均可引起一氧化碳中毒。火灾现场空气中的一氧化碳浓度可以高达 10%，亦可引起现场人员中毒。

（二）职业中毒

炼钢、烧窑、矿井放炮等工业生产过程中如果炉门关闭不严、管道泄漏或通风不良，均可产生大量一氧化碳气体，引起一氧化碳中毒。

三、一氧化碳中毒的临床表现

（一）急性中毒

急性一氧化碳中毒的症状与血液中碳氧血红蛋白的浓度密切相关，同时也与患者中毒前的身体健康状况，如有无心、脑血管疾病及中毒时体力活动等情况有关。中毒程度可分为三级。

1. 轻度中毒

患者可出现头痛、头晕、恶心、呕吐、心悸、四肢无力等，甚至有短暂的晕厥。若能及时脱离中毒现场，吸入新鲜空气后，症状可迅速好转。

2. 中度中毒

患者可出现胸闷、气短、视物不清、运动失调、嗜睡、意识模糊，口唇呈现樱桃红色。如能及时抢救，积极氧疗，一般可恢复正常，无明显并发症和后遗症。

3. 重度中毒

患者可迅速出现昏迷、大小便失禁、呼吸困难以至呼吸衰竭，死亡率极高。抢救后存活者常有不同程度的后遗症。

（二）迟发性脑病

少数患者（3%～30%）经抢救苏醒后会出现 2～60 天的"假愈期"。看似已经恢复正常，与正常人无异，后可出现痴呆、表情淡漠、四肢肌张力增强、偏瘫、大小便失禁、不能说话与站立、癫痫等症状。

四、一氧化碳中毒的急救处理措施

（一）评估现场

一旦怀疑患者发生一氧化碳中毒，施救者在接近前，应首先评估环境是否安全，如环境危险，应远离现场至安全区域，并迅速报警。注意不可在燃气泄漏现场打电话、开灯或用打火机！

（二）现场急救

1. 拨打 120

立即拨打 120，准确报告事发地点、事件类型以及患者人数、中毒情况。

2. 加强防护

施救者做好个人防护，戴防毒面具或用湿毛巾捂住口鼻，匍匐进入现场，开窗通风。

3. 注意通风保暖

将伤者移至空气新鲜处，松解患者衣扣，注意保暖。

4. 保持气道通畅

及时清理患者口鼻分泌物或呕吐物，保持患者呼吸道通畅；昏迷不醒但有呼吸者，让患者保持侧卧，便于呕吐物排出，有条件者可给予吸氧。

5. 密切观察

等待急救车到达之前的时间内可以观察患者的意识、脉搏、呼吸情况，危重患者每 5 min 检查一次；如果患者出现昏迷，检查无呼吸，应立即开展 CPR。

6. 及时送医救治

尽快将患者安全送往就近医院，最好有高压氧科的综合性医院接受治疗。

课后复习题

1. 一氧化碳中毒患者的首先抢救措施是（　　　）。

　　A. 尽早应用脱水剂、利尿剂　　　　　　　　B. 迅速脱离中毒环境

　　C. 高流量、高浓度吸氧　　　　　　　　　　D. 使用甘露醇降颅内压

2. 急性一氧化碳中毒时，患者皮肤黏膜呈现（　　　）。

　　A. 灰白色　　　　　　　　　　　　　　　　B. 黄色

　　C. 发绀　　　　　　　　　　　　　　　　　D. 樱桃红色

3. 一氧化碳中毒患者出现昏迷症状后的施救措施错误的是（　　　）。

　　A. 最好采取侧卧位　　　　　　　　　　　　B. 保持患者呼吸道通畅

　　C. 观察患者生命体征，特别是呼吸情况　　　D. 患者昏迷后不宜搬运到别的地方

4. 急性一氧化碳中毒时，下列哪项急救措施是错误的？（　　　）

　　A. 迅速脱离中毒环境　　　　　　　　　　　B. 有条件可进行高压氧治疗

　　C. 关注患者生命体征、神志、瞳孔等变化　　D. 首先注射苏醒剂

第二节　急性酒精中毒

学习目标

了解急性酒精中毒的基本概念与病因；掌握急性酒精中毒的临床表现；掌握急性酒精中毒的急救处理措施。

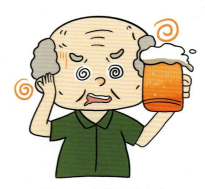

图 6-2　急性酒精中毒

一、概念与病因

（一）概念

急性酒精中毒是指短时间内摄入大量酒精（又称乙醇）或含酒精饮料后出现先兴奋后抑制的症状，主要表现为行为异常和意识障碍。

（二）病因

日常生活中，急性酒精中毒主要是因饮酒过量所致。

二、急性酒精中毒的临床表现

急性酒精中毒的表现与饮酒种类、饮用量、是否空腹饮酒、个体对酒精的耐受情况等有关。

（一）兴奋期

表现为面色潮红或苍白、轻微眩晕、欣快感、多语、喜怒无常、易寻衅滋事。

（二）共济失调期

表现为说话含混不清、语无伦次、步态不稳，此期患者易摔伤。

（三）昏睡期

可出现面色苍白、口唇青紫、呼吸减慢、昏睡或昏迷、大小便失禁，此期易发生呕吐物反流、舌根后坠导致窒息死亡。

三、急性酒精中毒后的急救处理措施

（一）确保环境安全

评估环境，切勿接近有暴力倾向的患者，必要时可拨打 110 由警察协助处理。

（二）防止意外伤害

兴奋躁动患者应予适当约束，共济失调者应严格限制其活动，以免发生意外伤害。

（三）神志清醒且配合的患者

可给予含糖饮料口服，侧卧休息，注意保暖。

（四）意识不清患者

立即拨打 120，将患者置于侧卧位，及时清理口鼻腔内的分泌物和呕吐物，防止呕吐物误吸引起窒息；应注意患者是否同时服用其他药物。

（五）密切观察，紧急施救

等待救援时严密观察患者生命体征，重点观察患者反应、脉搏和呼吸，若昏迷无呼吸则立即开始CPR。

（六）及时送医治疗

因乙醇经胃肠道吸收极快，所以一般不需催吐或洗胃。如果患者摄入酒精量极大或同时服用其他药物，应尽早转入医院进行洗胃。

课后复习题

1. 急性酒精中毒的严重程度多与以下哪些因素相关？（　　　）
   A. 是否空腹饮酒　　　　　　　　　　B. 饮酒种类及饮用量
   C. 饮酒期间是否服用其他药物　　　　D. 以上都是

2. 急性酒精中毒重症患者常见的表现不包括（　　　）。
   A. 昏睡、面色苍白或潮红　　　　　　B. 语无伦次、步态不稳
   C. 呼吸急促伴鼾声　　　　　　　　　D. 严重者出现昏迷、大小便失禁

3. 遇到急性酒精中毒重症患者最先实施的救治措施是（　　　）。
   A. 催吐　　　　　　　　　　　　　　B. CPR
   C. 吸氧　　　　　　　　　　　　　　D. 拨打 120 电话

第三节　食物中毒

学习目标

了解食物中毒的病因和特点；掌握细菌性食物中毒和毒素性中毒的临床表现特点；掌握食物中毒的急救处理措施；掌握食物中毒救治中应重视的几个问题。

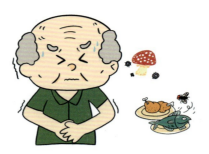

图 6-3　食物中毒

一、概述

食物中毒属于食源性疾病，食物腐败变质、农药残留、加工中未除去毒性（如菜豆）、误食有毒植物（如毒蘑菇），均可引起食物中毒。食物中毒一般可分为细菌性食物中毒和毒素性食物中毒两类。

二、临床表现及特点

（一）细菌性食物中毒的临床表现及特点

一般病程较短、恢复快、预后好；腐败变质或不洁食物是引起细菌性食物中毒的主要原因。

临床表现以发热、腹泻、恶心、呕吐、腹痛等胃肠道表现为主。大便次数为每日数次至十余次，多呈黄色稀水样便，也可带血及黏液；严重者可出现头痛、发热以及口唇干燥、眼窝下陷、血压下降、脉搏细弱等脱水及休克表现。肉毒杆菌中毒患者可出现眼肌瘫痪，呼吸、吞咽和言语困难。

（二）毒素性食物中毒的临床表现及特点

毒素性食物中毒发生率低但死亡率高，病程恢复较慢，预后差。我国常见毒素性食物有毒蘑菇、发芽马铃薯、苦杏仁、银杏、残留农药的蔬菜瓜果、河豚等，患者除呕吐、腹泻、腹部绞痛等胃肠道症状外，还会出现神经系统等全身中毒症状。食用了农药残留超标的蔬菜，患者可出现瞳孔缩小、分泌增加（流泪、流涎、多汗）、大小便失禁、脉搏减慢等，严重时会意识不清，呼吸衰竭而致命。食用了含有毒素的鱼，患者可出现手脚、口唇、舌头或喉咙发痒，感到麻痹或有针刺感；对冷和热可能产生异常的感觉；有些患者会有肌肉酸痛、关节痛、疲乏无力等，可长达数月。

三、急救处理措施

立即停止食用可疑食物，出现集体可疑食物中毒时应及时向食品卫生监督管理部门报告。

症状较轻者注意休息，少食多餐，避免进食奶类制品或油腻食物。

呕吐、腹泻较重者应及时补充水和电解质，可少量多次饮用淡盐水，必要时就医治疗。

重症患者或可疑肉毒杆菌中毒患者应立即拨打 120。

在救援人员到达前观察患者反应、呼吸、脉搏等情况。如患者有呼吸无反应，应将患者置于侧卧位，注意保持呼吸道通畅，及时清除口鼻内分泌物及呕吐物，防止误吸。对于引起患者中毒的可疑食物或呕吐物应封袋保存，交接给 120 急救人员。

课后复习题

1. 细菌性食物中毒的临床特点及表现中正确的包括(　　)。
   A. 腹泻、呕吐　　　　　　　　　　　B. 阵发性腹部绞痛
   C. 严重者可有脱水表现　　　　　　　D. 以上全是

2. 发生食物中毒后,现场应立即采取的急救措施错误的是(　　)。
   A. 封存引起中毒的可疑食物　　　　　B. 饮用大量水
   C. 避免进食油腻、不易消化食物　　　D. 呕吐腹泻严重者,应注意补充淡盐水

3. 下列哪些食物可能引起机体中毒? (　　)
   A. 发芽的马铃薯、未煮熟的菜豆　　　B. 银杏、苦杏仁
   C. 河豚　　　　　　　　　　　　　　D. 以上都是

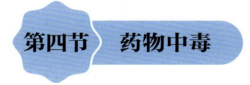

第四节　药物中毒

学习目标

掌握药物中毒的临床表现及特点;掌握药物中毒的急救处理措施;掌握药物中毒救治中应重视的几个问题。

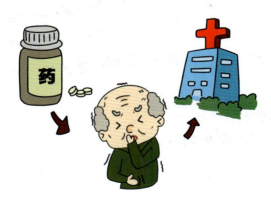

图 6-4　药物中毒

一、基本概念

药物中毒是由于意外、故意过量服用或滥用药物所致的急性中毒症状。中毒途径以消化道为主,其次为静脉注射。药物中毒以镇静催眠类(俗称安眠药)药物和阿片类药物较为常见,各种人群均可发生,青壮年多为自杀或精神因素,老年人和儿童多为误服。

二、临床表现及特点

（一）镇静催眠药（安眠药）中毒临床表现

患者中毒后精神状态欠佳，通常由其家属发现，多数患者身边可发现药瓶。轻度中毒主要表现为嗜睡、眩晕、乏力、视物不清、呕吐、四肢麻木。重度中毒或出现与其他中枢抑制剂、乙醇同服者，可出现昏迷，抽搐，呼吸困难甚至停止，心律不规则，脉搏快速或缓慢，甚至危及生命。

（二）阿片类药物中毒临床表现

阿片类药物包括吗啡、海洛因、可待因、罂粟碱、复方樟脑酊等。静脉注射毒品的人，上肢可见到多个针眼。中毒初期会出现兴奋不安、头痛、眩晕、呕吐；中毒严重时有昏迷、脉搏慢而弱、瞳孔缩小、呼吸浅慢甚至呼吸停止。

三、急救处理措施

对意识清醒者，安慰患者，协助其采取舒适体位；寻找患者身边可疑毒物及药瓶，以便查明中毒原因。

如果患者清醒、愿意合作，可用催吐的方法尽快排出尚未吸收的药物。让患者一次饮入 300～500 mL 清水，反复催吐，直到吐出的水与饮入的水颜色基本相同。此时大量饮水，还可促进排尿，加速药物排出。

如患者意识不清，立即拨打急救电话 120，告知调度员服用药物的名称、时间、剂量。保留呕吐物标本、药瓶、剩余药物，交接给 120 急救人员。

怀疑阿片类药物中毒者，解开患者衣领，保持呼吸道通畅，尽快送医治疗。

等待救援时观察患者反应、脉搏、呼吸情况。

如果患者昏迷，立即检查呼吸情况，有呼吸则将其置于侧卧位，防止窒息；若无呼吸则立即实施CPR。

四、药物中毒救治中应重视的几个问题

对服药自杀的患者，应密切监护，防止患者再次自杀或有自残攻击行为。检查药瓶或者毒物时，不能徒手接触或者用鼻子闻毒物，以免造成自身伤害。为药物中毒患者做 CPR 时，如果患者口中有残留化学物质，可仅做胸外心脏按压，不做人工呼吸。

课后复习题

1. 下列药物中毒最常见的是（　　　）。
   A. 镇静药　　　　　　　　　　　　B. 抗生素
   C. 感冒药　　　　　　　　　　　　D. 止痛药
2. 镇静安眠药中毒表现哪项正确？（　　　）
   A. 嗜睡、乏力　　　　　　　　　　B. 视物模糊
   C. 瞳孔缩小　　　　　　　　　　　D. 以上都是

3. 阿片类药物中毒处理措施哪项不正确？（　　）

A. 催吐排出残留药物　　　　　　　B. 密切监测病情变化

C. 系好衣扣，注意保暖　　　　　　D. 昏迷患者置于侧卧位

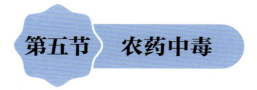

第五节　农药中毒

学习目标

掌握有机磷农药中毒的临床表现和急救措施；掌握百草枯中毒的临床表现和急救措施。

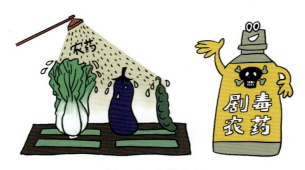

图 6-5　农药中毒

一、中毒原因

农药中毒以有机磷农药中毒和百草枯中毒最多见，常见中毒原因包括以下情况。

（1）农药配制、使用过程中防护不当，农药由皮肤或呼吸道吸收而中毒。

（2）误服或故意服用农药，以及食用被农药污染的蔬菜或食物。

二、有机磷农药中毒临床表现及特点

有机磷农药包括乐果、敌百虫、敌敌畏、对硫磷等。

有农药接触史，服用有机磷农药患者口中会有强烈的大蒜味，患者瞳孔可呈现典型的"针尖样"。

口服中毒患者多在 10 min～2 h 间发病；吸入中毒患者可在 30 min 内发病；皮肤吸收中毒者可在接触毒物 2～6 h 间发病。

可表现为头痛、头晕、腹痛、呕吐、腹泻、多汗、留涎、流涕、心跳减慢、瞳孔缩小（严重者可出现针尖样缩小）、肌束颤动、烦躁不安、抽搐、昏迷、呼吸困难，甚至呼吸衰竭、心脏骤停。

三、百草枯农药中毒临床表现及特点

服用百草枯患者多为自杀或误服中毒，成年人口服致死量为 2～6 g。

百草枯中毒目前无特效解毒剂，尽量在中毒早期控制病情发展。

轻症患者多表现为咳嗽、咳痰、胸闷、呼吸困难，口腔、咽喉部可出现烧灼感，吞咽困难，呕吐，腹痛甚至出现便血、呕血等。严重者可出现抽搐、昏迷甚至呼吸停止。

四、急救处理措施

立即将患者撤离中毒现场，迅速脱去污染衣服，用肥皂水清洗污染的皮肤、毛发和指甲；眼部污染时用清水或生理盐水冲洗，至少 15 min。

口服有机磷农药中毒者，如患者清醒，应立即催吐。口服温水每次 200～400 mL，然后用手指刺激咽喉部催吐，反复进行直至呕吐物清亮为止。有条件者可口服土根糖浆 15～30 mL 后再喝温水催吐。

如果患者昏迷，立即检查呼吸情况，有呼吸则将其置于侧卧位，防止窒息；若无呼吸则立即实施 CPR。

保留呕吐物标本、药瓶、剩余药物，交接给 120 急救人员。

课后复习题

1. 有机磷农药中毒患者最典型的表现为（　　）。
   A. 食欲减退
   B. 恶心呕吐
   C. 呼吸气味有大蒜味
   D. 昏迷

2. 百草枯中毒患者最严重的临床表现是（　　）。
   A. 呼吸困难
   B. 呕血
   C. 血压下降
   D. 肺肺间质纤维化

3. 农药中毒最首要的处理措施为（　　）。
   A. 加强心电监护
   B. 立即开通静脉通路
   C. 给予解毒剂的应用
   D. 迅速脱离有毒环境，给予催吐洗胃

4. 下列救治农药中毒患者正确的做法是（　　）。
   A. 立即将患者撤离中毒现场
   B. 妥善收集好患者服毒的药瓶交给救援人员
   C. 帮忙拨打 120 电话，无呼吸者立即开展 CPR
   D. 以上全是

第七章

灾害、事故避险与急救

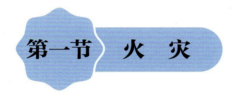

第一节 火 灾

学习目标

了解火灾造成的伤害；熟悉初期火情处置；掌握火灾时的逃生与自救方法；掌握火灾现场救治方法。

火给人类带来文明进步、光明和温暖。但是失去控制的火，会给人类造成灾难。在各种灾难中，火灾是威胁公众安全和社会发展的主要灾难之一。据国家消防救援局发布的 2022 年全国消防救援队伍接处警与火灾情况统计显示，共接报火灾 82.5 万起，死亡 2 053 人，受伤 2 122 人，直接财产损失 71.6 亿元，平均每分钟就有约 2 起火灾发生。

一、火灾造成的伤害

（一）烧灼伤

火灾中火焰表面温度可达 800 ℃以上，而人体所能耐受的温度仅为 65 ℃，超过这一温度值，就会被烧伤；火灾中的高温烟气还会灼伤呼吸道，导致组织水肿、分泌物增多，造成窒息。

（二）有毒烟雾

高浓度烟气中的大量烟尘微粒可阻塞呼吸道，造成严重缺氧；烟气中的有毒气体（一氧化碳、二氧化碳、一氧化氮、二氧化硫等）可迅速致人窒息、昏迷。

（三）砸伤、埋压

火灾中建筑结构被破坏，会造成坍塌，致砸伤、摔伤、埋压等伤害。

（四）坠落伤

火灾现场受困人员慌不择路,采取翻窗、跳楼等不恰当的逃生路径会导致坠落伤。

（五）踩踏伤

火灾发生时,人们因相互拥挤、推搡、踩踏而受伤。

二、初期火情处置

发生火灾时,报警与灭火应同时进行。拨打119报警电话应保持镇定,简洁、清晰地说明起火地点（区街、单位、楼栋门牌等）、燃烧的物质、火势情况等,同时告知自己的联系电话,以便随时联系。报警完毕,应派人在附近交通要道口等候,引导消防车迅速到达火灾现场。

如火灾为初起或火势较小,尚未对人造成很大威胁时,应借助消防器材尽快扑灭火源,避免置小火于不顾而酿成大灾。

常用的灭火方法如下。

1. 冷却灭火法

最常见的是用水灭火,但要注意电器或带电设备起火、酒精、汽油等易燃液体以及金属、钾、钠、硫酸、盐酸等引起的火灾不能用水扑灭。

2. 窒息法

利用沙土、湿的被褥、灭火毯等物品覆盖燃烧物,使燃烧物与空气隔绝而中止燃烧。

3. 隔离法

将燃烧物与附近可燃物隔离,如山林大火,在火场外围挖一条壕沟,燃烧会因缺少可燃物而停止。

4. 化学抑制法

将化学灭火剂喷洒在燃烧物上,抑制和中断燃烧。常用手持式灭火器进行灭火,灭火器包括干粉、泡沫、气溶胶灭火器等。

灭火器的操作步骤（见图7-1）：

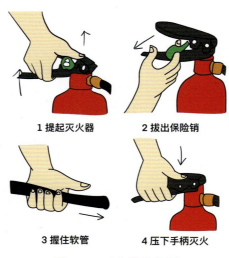

1 提起灭火器　　　　2 拔出保险销

3 握住软管　　　　4 压下手柄灭火

图 7-1　灭火器的使用

（1）提起灭火器，去掉铅封，拔掉保险销。

（2）一手握住胶管，一手压下压把。

（3）对准火焰根部左右平扫，防止火焰回燃。

三、逃生与自救

火灾发生时，应保持沉着冷静，根据起火区域和火势状态选择合适的逃生方法。火灾致死原因80％是吸入有毒烟气窒息死亡，因此逃生的关键是躲火避烟，遵循"小火快跑、浓烟关门"的原则。

（一）快速果断撤离火灾现场

当室内起火时，仅仅3 min火焰就会蔓延至整个房间。因此，室内人员要果断撤离，切不可贪恋财物，离开房间后，要随手关门，以防火势蔓延。

（二）逃生自救讲方法

当室外着火时，先用手背接触房门，如果门不烫，说明火势不大，可以撤离。撤离逃生时尽量将身体贴近地面匍匐或弯腰低姿前进，以避开上方高温有毒烟气层的伤害，还要保证一定的行进速度。可用浸湿的棉被或床单盖在身上，湿毛巾遮住口鼻，叠至8层的棉质湿毛巾，可以过滤掉部分烟尘碳粒。如果门已很烫时，应当关门关窗，用湿毛巾、湿床单等堵塞门缝或窗缝，防止烟雾侵入。尽量选择靠近主干道、有窗户的房间等待救援。白天可通过挥动色彩艳丽的衣物，夜间通过手电筒等求救。

（三）切勿乘坐电梯逃生

如果身在高层建筑物，应尽量选择紧急通道、安全楼梯逃生，切勿乘坐电梯，以免断电后被困，无法脱身（见图7-2）。

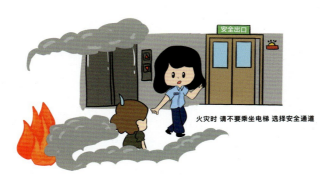

图7-2　火灾逃生

（四）跳楼逃生有技巧

跳楼逃生限于3楼及以下，被迫跳楼时，要讲技巧，应尽量抱棉被、沙发垫等松软物品或打开大雨伞跳下，或选择有水池、软雨篷、草地等方向跳，以减缓冲击力。跳下时使身体自然下垂跳下，以尽量降低垂直距离，落地前要双手抱紧头部，蜷缩身体，以减少损伤。

（五）加强观察，防患于未然

如果身在大型商场、影剧院等公共场所，要留意"紧急出口""安全通道"等标志，一旦发生火灾，按疏散指示方向迅速撤离。切忌使用扶梯、电梯等设施。

（六）自身着火勿恐慌

如果自身着火，切忌奔跑或用手拍打，可采取如水浸、水淋、就地卧倒翻滚等方法灭火。千万不可直立奔跑或站立呼喊，以免助长燃烧，引起或加重呼吸道烧伤。

四、现场救治

（一）脱离热源

迅速离开火灾现场、烟雾环境。

（二）降温

冷敷、冷水浸泡或用流动的水冲洗烧烫伤处，以减少热力造成的伤害，减轻疼痛。对于大面积烧伤的患者及儿童、老年人，降温时间不宜过长，以免引起低体温。

（三）保护创面

不要强行脱下伤处的衣物，不要刺破表皮水疱，不要在创面上涂抹药粉、牙膏、消毒水等，应用干净的毛巾或床单包裹。

（四）注意伤情

注意患者有无中毒、骨折、内出血等合并伤。头面部烧伤可能造成呼吸道黏膜肿胀、阻塞甚至窒息。心跳呼吸停止者应立即进行胸外心脏按压和人工呼吸，同时拨打 120。

（五）尽快送医

尽快将伤患送至医院进一步救治。

课后复习题

1. 灭火的方法有（　　）。
   - A. 冷却灭火
   - B. 窒息灭火
   - C. 化学抑制灭火
   - D. 以上都是

2. 火灾时自救错误的是（　　）。
   - A. 逃离火场若遇浓烟时，应尽量放低身体或是爬行，千万不要直立行走，以免被浓烟窒息
   - B. 各种逃生之路均被切断时，应退居室内，采取防烟堵火措施
   - C. 逃离火场乘电梯可快速逃离现场
   - D. 楼梯已起火，火势不大时，可披上用水浸湿的毯子或者被单由楼上快速冲下

3. 火灾现场救治错误的是（　　）。
   - A. 可用流动的水冲洗烧烫伤处，降低表面温度、减轻疼痛
   - B. 心跳呼吸停止者应立即进行胸外心脏按压和人工呼吸，同时拨打 120
   - C. 尽快脱下伤处的衣物，刺破表皮水疱，向创面上涂抹药粉、消毒水等
   - D. 头面部烧伤易引起呼吸道损伤和窒息，应尽快送医

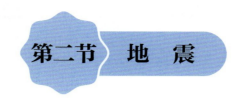

了解地震灾情的特点;掌握地震时的逃生与避险方法;掌握地震时的自救与互救方法。

地震发生时地壳发生位移和震动,会造成巨大的破坏和人员伤亡。我国处于地震多发地带。2008年5月12日,发生在四川省阿坝藏族羌族自治州汶川县映秀镇的"汶川大地震"是新中国成立以来破坏性最强、波及范围最广、灾害损失最重、救灾难度最大的一次地震。自2009年起,我国将每年的5月12日定为"全国防灾减灾日"。

一、地震灾情的特点

(一)突发性强

地震通常是突然发生的,没有明显的预兆,持续时间可在几分钟到几十分钟不等,但在短短的几十秒内可能会造成极其严重的破坏,以至于来不及逃生。

(二)破坏性大

地震会造成房屋和工程设施的破坏、倒塌,还可能引起火灾、煤气和有毒气体泄漏等次生灾难。若发生在人口稠密、经济发达地区,尤其是发生在城市,往往可能造成巨大的经济损失和大量的人员伤亡。

(三)影响面广

主震发生以后,短期内还会发生一些余震,还可能会引发如火灾、水灾、海啸、山体滑坡、泥石流等次生灾害,对人们的生活和经济活动影响范围广泛。

(四)预测难度大

与洪水、干旱和台风等气象灾难相比,地震的预测要困难得多。

(五)社会影响深远

地震由于突发性强、伤亡惨重、经济损失巨大,灾区的恢复和重建的周期比较长,所造成的社会影响比其他自然灾难更为广泛、强烈,对于一个地区甚至一个国家的社会生活会造成巨大的冲击,对人们心理上产生严重的负面影响。

二、地震逃生与避险

(一)抓住逃生时机

当地震来袭,首先到来的是P波(纵波),它是一种推进波,使地面发生上下振动,人体会感觉到上下颠簸,其破坏性较弱,但会造成建筑物承重的墙体和柱子松动。紧接着到来的是 S 波（横波）,它是一种剪切波,会使地面左右震荡或前后摆荡,让人无法站立,造成建筑物中心偏离,墙体错位,进而倒塌。两个波形之间会有 12 s 的时间,这个时间是最佳的逃生时机。

（二）科学避震

地震发生时,一定要保持冷静,根据所处的环境,采取科学合理避险,掌握"震时就近躲避,震后迅速撤离"的原则。

1. 室外避震

如身处平房或低层楼房,应迅速跑至室外空旷地带,同时注意避开高大建筑物、高架桥、玻璃幕墙、电线杆、广告牌等建筑物体。

2. 室内避震

如不能迅速撤离,可就近躲在桌子等坚固物体的下面,用手或其他软物保护头颈部,并牢牢地抓住桌腿。如没有坚固家具,则应该迅速贴近承重墙或选择开间小的房间蹲伏,同时保护好头部。注意避开外墙、阳台、窗户等,不要跳楼逃生,不要使用电梯。还应迅速关闭电源、燃气,避免引发火灾等次生灾害。千万不要盲目外逃,地震最危险的伤害因素是倒塌的建筑构件、家具和碎玻璃。震时无保护措施地盲目乱跑,反而容易被坠落的天花板、吊灯等物品砸伤（见图 7-3）。

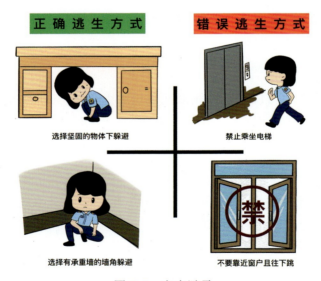

图 7-3　室内避震

3. 公共场所避震

如在影院、商场等,可蹲在座椅旁或结实的柜台、柱子旁、内墙角等安全地方,注意保护头部,避开玻璃门窗和高大不稳的货架。

4. 车内避震

如果在行驶的电（汽）车内,司机应立即减速,避开十字路口和高大建筑物,靠边停车。乘客要抓牢扶手,尽量降低重心,以免摔伤或碰伤,强震过后,立即下车到安全开阔处避震。

三、自救互救原则与注意事项

（一）保持镇定，坚定信念

地震发生后，如果被压或被困在倒塌的废墟内，首先要保持头脑清醒，注意观察自身所处的环境，还要坚定生存的勇气和信念。

（二）积极自救互救，等待救援

如果手臂或其他部位能动，应用湿手巾、衣服或其他布料捂住口鼻，避免吸入粉尘造成损伤或窒息，然后逐步清除掉身体上的压埋物，争取脱离险境。如不能脱险，应在头面、胸部区域掏挖出一定空间，保持呼吸通畅。如已受伤，应想办法包扎，并用砖块、木棍和可以挪动的物品等支撑身体上方的重物，避免其进一步塌落，以扩大和稳定生存空间。当被阻隔在深部废墟下时，要积极设法寻找和开辟逃生通道，朝着有光亮、更安全宽敞的地方移动。尽力寻找水和食物并节约食用，以延长生存时间，等待救援。不要随便动用室内设施，包括电源、水源等，也不要使用明火，闻到煤气及其他有毒异味或灰尘太大时，设法用湿衣物捂住口、鼻。如果身边还有其他被困者，可以互相说话鼓励。注意保存体力，不要盲目大声呼救，当确定不远处有人时再呼救。

（三）注意事项

对饥渴、受伤、窒息较严重、埋压时间较长的伤员，在其被救出后要用深色布带蒙上眼睛，避免强光刺激。对怀疑有脊柱损伤的伤员，搬运时要用硬板担架，严禁采用扶持方式，以免加重骨折或损伤脊髓，造成伤员终生瘫痪。在挖掘接近伤员时，抢救人员应尽量用手挖刨，防止工具误伤伤员。

（四）现场救援原则

地震救援应遵循以下原则。

1. 生命第一原则

地震后的互救过程中，最重要的是保护人员的生命安全。地震发生后，如果有人的生命安全受到威胁，应立即救援，尽快将伤员送医治疗。

2. 有序救援原则

地震后的互救过程中，有序救援是非常重要的。救援过程中，应根据受伤人员数量和伤情，制订相应救援计划。同时，应合理分配救援资源，确保救援效率。如果有更多的伤员，应该及时向外界求救，以获得更多帮助。

3. 安全救援原则

在地震后的互救过程中，安全救援是非常重要的。救援过程中，应确保救援人员的安全。如果救援现场存在危险因素，应该及时排除，避免造成更多的伤亡。同时，应合理使用救援工具和设备，确保救援效率。

4. 其他原则

一是"先多后少"原则，即先救被埋压人员多的地方；二是"先近后远"原则，即先救近处被埋压人员；三是"先易后难"原则，即先救容易救出的人员；四是"先轻后重"原则，即先救轻伤和强壮人员，扩大营救队伍；如果有医务人员被埋压，应优先营救，增加抢救力量。

课后复习题

1. 关于地震灾情的特点下列哪项描述正确？（　　）
   A. 突发性强　　　　　　　　　　　　　　B. 破坏性大
   C. 影响性广　　　　　　　　　　　　　　D. 以上都是

2. 地震时下列做法错误的是（　　）。
   A. 室内如不能迅速撤离，可就近躲在坚固物体的下面，用手或其他软物保护头颈部
   B. 室外要避开高大建筑物、高架桥、玻璃幕墙、电线杆、广告牌等建筑物体
   C. 卫生间有钢管支撑、有水源，可作为安全的躲避场所
   D. 发生地震时不管周围环境情况，应争先恐后地逃出室外

3. 地震时自救与互救措施下列哪项除外？（　　）
   A. 对饥渴、受伤、窒息较严重、埋压时间又较长的伤员，在其被救出后要用深色布带蒙上眼睛，避免强光刺激
   B. 对于怀疑有脊柱损伤的伤员，搬运时要用硬板担架，严禁采用扶持方式，以免加重骨折或损伤脊髓造成伤员终生瘫痪
   C. 在挖掘接近伤员时，抢救人员应加快设备挖掘速度，以尽早救出伤员
   D. 保持镇定，注意观察自身所处的环境，不能逃出时，尽力寻找水和食物并节约食用，以延长生存时间，等待救援

4. 地震现场救援的原则下列哪项错误？（　　）
   A. 先多后少　　　　　　　　　　　　　　B. 先近后远
   C. 先难后易　　　　　　　　　　　　　　D. 先轻后重

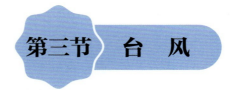

第三节　台　风

学习目标

了解台风的特点与影响；掌握台风来临前的预防措施；掌握台风避险知识。

台风，属于热带气旋，是发生在热带或副热带洋面上的低压涡旋，是一种破坏力很强的灾害性天气现象，多发生于夏秋季节。台风来袭，常伴有狂风、暴雨和风暴潮，会造成严重的经济损失，甚至人员伤亡。

一、台风的特点与影响

（一）暴雨

台风经常伴随暴雨或特大暴雨等强对流天气，短时间内的强降雨可能引发城市内涝、滑坡、泥石流等灾害，造成交通瘫痪。

（二）大风

台风会带来大风天气，因此高空坠物、危房倒塌等都是台风天容易出现的事故，需要谨慎防范。

（三）风暴潮

风暴潮是指当台风移向陆地时使海水向海岸方向强力堆积，以排山倒海之势向海岸压去，从而可能会导致潮水漫溢，海堤溃决，冲毁房屋和各类建筑设施，淹没城镇和农田，造成大量人员伤亡和财产损失。

（四）其他

台风还会造成城市交通瘫痪、生态破坏、疫病流行，如台风引起的风暴潮会造成海岸侵蚀，海水倒灌造成土地盐渍化等问题；台风造成的泥石流会破坏森林植被；台风引发的洪水过后常常容易出现疫情等。

二、台风来临前的预防措施

在台风来临前，气象部门会及时发布台风预警信号，台风预警信号分为蓝、黄、橙、红四级。从蓝色预警到红色预警，台风灾害的严重性和紧急程度逐级递增。在台风来临之前认真做好各项防风避险工作，可以最大限度地减少或避免台风的危害。

（一）关注预警，提前防范

台风来临前，应关注台风预警信息，做好应对准备：停止露天集体活动及户外高空危险作业；关紧门窗，关闭电脑、电视等电器设备；储备好食物、饮用水、药品等物资，备好移动电源、手电筒等应急物品；检查电路、炉火、煤气等设施，确保安全；居住在各类危旧住房、厂房、工棚及低洼地区的人群，要及时转移到安全地带；及时加固或拆除易被风吹动的搭建物；如已在结实的房屋里，则应在窗玻璃上用胶布贴成"米"字形，以防窗玻璃破碎。相关水域水上作业和过往船舶应尽快回港避风或绕道航行，加固港口设施，防止船舶走锚、搁浅和碰撞；滩涂、船舶、水库下游、易受涝地等高危区域渔民需尽快撤离；加强渔业设施设备的安全检查，保证机械设备的正常运转；加强水产养殖防逃设施检查、整固；另外，还应做好防暴雨袭击造成堤坝、塘坝塌方的应急准备。应疏通沟渠，抢收已成熟的农作物，备足救灾农用物资，并对大棚等生产设施进行检修加固，及时组织田间作业人员撤离。

（二）避免外出，安全避险

台风来临时应继续关注台风动态信息，尽量不要外出，避免在窗户附近站立，以防玻璃破裂造成损伤；如必须外出，应弯腰紧缩身体行走，穿上颜色鲜艳、紧身合体的衣裤，扣紧或扎紧衣服，以减少受风面积；切记不能赤脚，宜穿雨靴，防水兼防触电，同时穿好雨衣，戴好并系紧雨帽或戴上头盔；应稳步前行，切忌顺风跑动，尽可能抓住墙角、栅栏、柱子或其他稳固物行走。如在室外，不要在临时建筑物、广告牌、铁塔、大树等附近避风避雨,以防被砸伤(见图7-4);如正在开车,则应立即将车开至地下停车场等安全区域;如住在帐篷里,应立即收起帐篷,转移至坚固结实的房屋中避风。海上航行的船舶遭遇台风,应掌握船只与台风的相对位置,及时借助通信设备向岸上有关部门求救。如未配备相关通信设备,一旦发现过往船舶、飞机,或与陆地较近时,可发出声光信号、摇动色彩鲜艳的物品等求救争取尽早获救。同时,为了避免被卷入台风中心或中心外围暴风区,可采取有效的避航方法,即船舶根据台风的动态和强度改变航向和航速,使船位与台风中心保持一定的距离,处于本船所能抗御的风力等级范围以外,从而尽快远离台风中心。

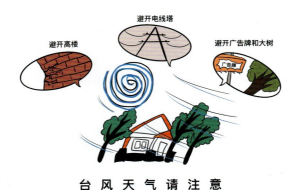

图 7-4　台风避险

（三）特别注意

当台风中心即"风眼"经过时,风力会减小,地面会有短暂的风平浪静,但绝不能以为风暴已结束。通常这种平静持续不到1 h,强风将会突然再袭,应继续留在安全处避风。台风中人员外伤、骨折、触电等事件发生较多。一旦发生类似事件,应及时拨打120,寻求专业急救救援。

课后复习题

1. 关于台风的说法哪项错误？（　　　）

　　A. 台风多发于春夏季节

　　B. 台风来临,应加强防范

　　C. 台风是发生在热带或副热带洋面上的低压涡旋

　　D. 台风到来,常伴有狂风、暴雨和风暴潮,给我国沿海及内陆地区造成严重灾害

2. 台风来临下列做法错误的是（　　　）。

　　A. 避免出门,家中备好物资

　　B. 可在窗玻璃上用胶布贴成"米"字形,以防窗玻璃破碎

　　C. 在家中看电脑、电视,打发时间

　　D. 居住在各类危旧住房、厂房、工棚的居民,要及时转移到安全地带

3. 海上作业人员遇台风时哪项措施错误？（　　　）

　　A. 遇上台风时,应及时与岸上有关部门联系,争取救援

　　B. 为了避免被卷入台风中心或中心外围暴风区,可采取有效的避航方法

C. 强台风过后不久的风浪平静时,海上作业人员应及时返港加固船只

D. 台风来临前,尽快返航避风

4. 在户外遭遇台风哪项措施错误?（　　　）

A. 应弯腰紧缩身体行走,穿上颜色鲜艳、紧身合体的衣裤,扣紧或扎紧衣服,以减少受风面积

B. 不要在临时建筑物、广告牌、铁塔、大树等附近避风避雨,以防被砸伤

C. 切忌顺风跑动,尽可能抓住墙角、栅栏、柱子或其他稳固物行走

D. 可赤脚涉水前行

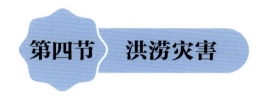

第四节　洪涝灾害

了解洪涝灾害的特点及对人体的伤害;掌握洪涝灾害时的逃生与避险方法;掌握洪涝灾害时的急救措施。

洪涝灾害是指因大雨、暴雨或持续性降雨引起水道急流、山洪暴发、河水泛滥、淹没农田、毁坏环境及各种设施,或使低洼地带淹没、积水的现象,分"洪"和"涝"两种形式。"洪"是指河流上游的降雨量过大等因素导致河流水位上涨和径流量增大,短时间内排泄不畅,冲破河床形成山洪暴发、洪水泛滥等现象;"涝"是指降雨过多或受上游洪水侵袭汇入低洼区域形成长时间较深积水,对受淹区域造成危害的现象。除强降雨外,冰雪融化、冰凌、堤坝溃决和风暴潮等也是导致洪涝的常见原因。

我国是洪涝灾害频发的国家。洪涝灾害犹如"洪水猛兽"一般,严重时会诱发山崩、滑坡、泥石流等次生灾害,在突发公共事件中属于重大、频发、面广的自然灾害。

一、洪涝灾害对人体的伤害

洪涝灾害可对人体造成各种伤害,甚至危及生命。

（一）淹溺

淹溺是造成人员死亡的主要因素。人被洪水淹没造成窒息,可迅速死亡。

（二）创伤

洪水流速快,并且携带大量的石头、树木及其他大块物体,易造成水中人员被撞伤。

大件物体坠落可造成人体砸伤。洪水还会导致建筑物、相关设施等被冲毁倒塌,造成肢体受压、骨折等伤害。

（三）低体温

发生在春秋季的洪水或冰山融化所致洪水,人员长时间在水中浸泡可致体温下降,严重者可导致

死亡。

（四）其他

洪涝灾害还会引起环境破坏、水源污染、媒介生物滋生及肠道、呼吸道等传染病的流行，对人体健康造成严重威胁。

二、逃生与避险措施

（一）关注天气预警，做好物资储备，及时撤离

接到预警，停止室外活动和作业，尽快返回室内。降暴雨时，要高度警惕，密切观察房屋漏雨情况和室外水势，备好药品、保暖衣物、饮用水及食物等生活、应急用品，做好安全转移的准备。保持与外界通讯联络，以便及时接收撤离信息，有序转移到地势高、地基牢固的安全区域。地势低洼房屋可用沙袋、挡水板等堵在门口等进水处，一旦房屋进水，立即切断电源及气源，防止次生灾害发生。住宅被淹时，要向屋顶、大树转移，可用绳子将身体与固定物相连，以防被洪水卷走。并发出呼救信号，积极寻求救援（见图7-5）。

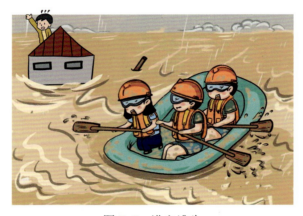

图7-5　洪灾逃生

（二）洪水来袭，安全转移

被洪水包围的情况下，要尽可能利用体积大的容器，如油桶、储水桶、木酒桶或塑料桶、足球、篮球、树木、桌椅板凳、箱柜等质地好的木质家具等作为临时救生物，做水上转移。

（三）遭遇山洪、泥石流，要果断躲避

当上游来水突变混浊，水位迅速上涨时，预示山洪暴发，此时不要沿着河谷跑，应向河谷两岸高处跑。山洪暴发时还要注意防止山体滑坡、滚石、泥石流的伤害。泥石流发生时，不要沿泥石流沟跑，应向河沟两侧山坡跑。山体滑坡时，不要沿滑坡体滑动方向跑，应向滑坡体两侧跑。

（四）户外行走，注意避险

在户外积水中行走时，要注意观察，贴近建筑物行走，防止跌入窨井、地坑等，还应远离电线杆、高压线塔，避免触电危险。

（五）户外驾驶，正确逃生

驾驶员遇到路面或立交桥下积水过深时，应尽量绕行，避免强行通过。如果车辆不小心进水熄火，千万不能再启动。如果车辆被困水中，应解开安全带和车门安全锁，立即完全打开车窗。如来不及开窗，可以用安全锤，或拔出座椅头击打、撬碎车窗玻璃四角。如果车窗打不碎，静待车内水的深度接近头部时，深吸一口气，推开车门逃生。因为，当车内外水压接近时，车门容易被打开。

（六）不幸落水，正确自救

落水者要尽可能地保存体力，利用门板、桌椅、木床、竹木等漂浮物转移到较安全地带。

三、急救措施

（一）积极营救，减少伤亡

积极营救落水者，救助伤患，最大限度地减少人员伤亡。对于救上岸的淹溺者，无需控水，尽量将其置于侧卧位，注意保暖。如果溺水者意识不清，迅速清理口鼻异物，保持气道通畅。对呼吸心跳停止的溺水者实施CPR，对有外伤的给予止血、包扎、骨折固定等，并注意预防感染。

（二）注意卫生安全，防止疫病流行

洪涝灾害常会导致水源污染，引发消化道等传染病发生，应注意水、食物和环境卫生安全，预防疫病的流行。

课后复习题

1. 洪涝灾害对人体的伤害包括（　　　　）。

    A. 溺水
    B. 创伤

    C. 传染病流行
    D. 以上均是

2. 洪水来临时下列哪项措施错误？（　　　　）

    A. 洪水来临前，注意收听气象预报和洪水警报

    B. 危旧房屋或低洼处人员尽快撤离到安全地方

    C. 检查电路、炉火等设施是否安全，关闭煤气阀和电源总开关

    D. 如果车辆不小心进水熄火，应反复尝试启动车辆，驾车离开危险区

3. 山洪时如何避灾？（　　　　）

    A. 脱离现场时，应选择就近安全路线沿山坡纵向跑开

    B. 突然遭遇山洪袭击时，要沉着冷静，并以最快速度撤离

    C. 山洪流速急，涨得快，会游泳者立即游水转移

    D. 突然遭遇山洪袭击时，要迅速收拾东西，带好贵重物品撤离

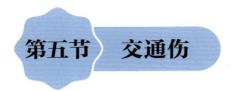

学习目标

了解交通伤的特点；掌握交通伤的现场救援方法。

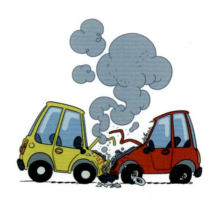

图 7-6　交通事故

交通事故，是指车辆在道路上行驶途中，因过错或意外造成人身伤亡或财产损失的事件。交通事故造成的人体损伤，称为交通事故伤，简称交通伤。据世界卫生组织统计，全世界每年有 120 多万人死于交通事故，有 2 000 万～5 000 万人受伤。我国是世界上汽车保有量较高的国家，每年交通事故死亡人数超 20 万人，约占全球交通事故死亡人数的 17%。交通事故已成为现代文明的"公害"，日益成为突出的社会安全和公共卫生问题，严重威胁着人民群众的生命和财产安全。

一、交通伤的特点

（一）致伤机制复杂

在受伤过程中可发生撞击、碾压、挤压、跌落、爆炸等，同时还可能因安全带、气囊以及中毒等导致人员损伤。因此，同一交通伤伤员可同时发生多种损伤。

（二）伤情严重

复杂的致伤机制，容易造成复杂、严重的伤情，多发伤、复合伤、休克发生率高。

（三）诊断难

交通伤伤员由于开放伤、闭合伤、多个器官组织的创伤同时存在，病情多危急，伤员往往无法口诉伤情，容易掩盖伤情症状和体征。因此，对多发伤进行及时、准确、完整的诊断难度很大。

二、现场救援

交通事故发生后的现场紧急救援，是挽救生命的重要环节，对于挽救生命，降低事故伤残率有重要意义。

（一）报警求助

立即拨打交通事故报警电话122。若有人员受伤,同时要拨打急救电话120。有时还需要拨打火警电话119。

报警时请描述以下内容:详细事故地点;事故类型,比如翻车、车撞车、车撞行人、车撞物;有无连锁事故,如爆炸、起火、有毒气体泄漏;受伤人数等。

（二）现场环境评估

交通事故现场常常混乱复杂,且存在较多危险因素,如往来车辆、爆炸起火、有毒气体泄漏以及伤员的血液、体液,均会威胁施救者的健康安全。在施救前,施救者应首先评估环境安全,加强个人防护,做好万全的准备再施救。应设置警示标志,使用灯光和反光背心等,防止其他来往车辆的伤害。同时还要注意现场是否已实施交通管制,事故车辆是否已关闭引擎、有无燃烧或爆炸危险,周围是否有落石、坍塌等危险。

（三）现场急救

交通伤现场救治遵循"先救命、后治伤"的原则。现场急救措施包括维持呼吸和循环功能、止血包扎、骨折固定、CPR等。对伤者进行快速检查,正确判断伤情,并根据伤情进行初步处置。

1. 分类检伤,有序救治

现场有多名伤者,立即进行伤员分拣分类,以确定救治优先顺序(详见本章第八节)。

识别危重伤员,按优先级别进行紧急处理,首先保持呼吸道通畅,有致命性大出血的伤员,须立即止血。可用干净毛巾、棉布等物品直接按压伤处进行压迫止血;对于明显的畸形或开放性骨折不要急于搬动,以防骨折断端移位。

2. 正确搬移,防止脊柱损伤

交通事故易造成颈部和脊柱损伤,尽量避免移动伤者,必须移动时要保护颈椎和脊柱,采用正确的搬运方法,避免加重脊柱损伤或造成二次损伤。

3. 严密观察,紧急救治

随时观察伤者生命体征,发现呼吸、心脏骤停时,立即实施CPR。经过现场紧急处理后,由救护车将伤者迅速、安全地转送医院进一步救治。

课后复习题

1. 下列哪项不是交通伤的特点? （   ）

    A. 致伤因素多、机制复杂   B. 脊柱损伤少见

    C. 伤情严重,诊断难   D. 致残、致死率高

2. 发生交通事故后,拨打报警电话应告知(   )。

    A. 事故地点   B. 事故类型

    C. 有无连锁事故   D. 以上都是

3. 交通伤现场急救措施包括（　　　）。

　　A. 先救命后治伤

　　C. 有致命性大出血应立即止血

　　B. 保持呼吸道通畅尤为关键

　　D. 以上都是

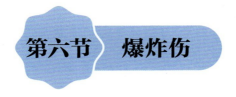

第六节　爆炸伤

学习目标

了解爆炸对人体的伤害；掌握爆炸发生时的避险与自救方法；掌握爆炸伤的现场急救方法。

爆炸事故常常是意外的、突发的，使人猝不及防，对人体造成的伤害极其严重，还易造成多人同时受伤。可见于室内燃气爆炸、车辆自燃爆炸、仓库内危险化学品爆炸、烟花爆竹爆炸等。日常生活中，当局部空气中有较高浓度的粉尘，如面粉、可可、塑料，一旦遇到明火，也能引起爆炸。

一、爆炸对人体的伤害

爆炸伤具有致伤因素多、伤情复杂（内伤和外伤常同时存在）、伤势重、并发症多、死亡率较高的特点。爆炸对人体的致伤包括以下方面（见图7-7）：爆炸气流引起的气压伤（冲击波），主要损伤人体含气组织如耳、肺、胃肠道；患者被爆炸推动抛射出的物体（碎片）击中，常常导致穿透性损伤；患者的身体被抛出撞击地面或其他物体，可造成钝性撞击伤；爆炸产生的热烧伤或吸入有毒灰尘或烟雾造成的呼吸道损伤。

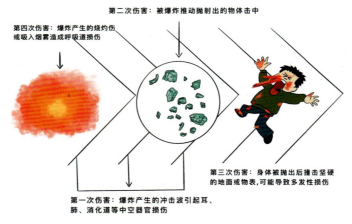

图7-7　爆炸对人体的伤害

二、爆炸发生时的避险自救

发现爆炸引起的火光，或者听到爆炸声后，应立即自救避险逃生。

爆炸发生时应就近隐蔽或卧倒,脚朝向爆炸中心点,面部朝下,一手枕在额前,另一手盖住头后部,保护好头部;爆炸后应保持身体低伏,可用衣角捂住口鼻,避免吸入有毒烟雾;若身上着火,前胸部着火应俯卧,后背部着火则仰卧,周身着火则缓慢翻滚灭火。选择合适时机,迅速逃离危险区域,到达安全地点后再处理创伤。

三、现场急救

(一)评估环境安全

救援人员要考虑到可能对自身和伤员造成伤害的次生危险,如延迟爆炸、建筑物倒塌和环境中存在的污染物等。救援人员做好自身防护后,再实施救援。

(二)分类检伤,有序救治

多人受伤时,救援人员需在现场对伤员进行检伤分类,根据伤员伤情的严重程度,分级救治,并注意动态评估观察伤情,以便合理使用现场的救援资源。

由于爆炸现场存在潜在危险,现场只针对存在气道阻塞、致命性大出血等即刻危及生命的伤情进行紧急处置,其他操作可在转移至安全区域后进行。控制危及生命的大出血,可采用直接压迫止血或止血带止血等方法。保持呼吸道通畅,及时清除呼吸道分泌物,可采用手法开放气道。胸部如有开放性伤口,可用干净敷料覆盖,封闭伤口。烧伤伤口给予清洁水冲洗并用无菌敷料覆盖。眼部受伤,如有碎片异物不应移除,用敷料覆盖双眼加以保护。如怀疑骨折,应用夹板等固定,防止损伤加重。

(三)尽快送医,进一步救治

尽快由120救护车将伤员送至医院进一步救治,重者应就近送至有手术能力的创伤中心,便于实施损害控制性外科手术。

课后复习题

1. 爆炸对人体的致伤因素包括(　　)。

　　A. 爆炸气流引起的气压伤

　　B. 患者的身体被抛出造成的撞击伤

　　C. 被爆炸抛出的碎片击中引起的穿透伤

　　D. 以上都是

2. 爆炸伤的急救措施错误的是(　　)。

　　A. 控制危及生命的大出血

　　B. 眼外伤如有碎片异物应移除

　　C. 怀疑骨折,应用夹板固定

　　D. 保持呼吸道通畅

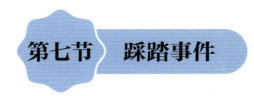

学习目标

了解踩踏事件的原因和特点；了解踩踏伤现场救援原则；掌握踩踏伤的预防与避险方法。

踩踏事件指大量人流在拥挤空间活动时，由于某种因素发生秩序混乱，导致人群互相推挤踩踏，造成伤亡的事件。学校、车站、影剧院、运动场馆、节日集会场所等人群集中的地方是踩踏事件的高发地点。

一、踩踏事件的原因

拥挤是发生踩踏的最主要原因，如突发意外情况，缺乏疏导管理，秩序极度混乱，人群惊恐慌张，失去控制，一旦有人摔倒，就会像多米诺骨牌一样发生连锁效应，导致严重踩踏事件发生。死亡者大多数为儿童、妇女及老年人。

二、踩踏伤的特点

踩踏伤是在踩踏事件发生时造成的人员伤害，主要致伤因素有挤压、撞击及烧伤等。伤情与受到踩踏的部位、力度等有关。很多患者表面并无伤口，但伤情却比较严重，会发生头颈、胸、腹、脊柱等多脏器损伤，出现昏迷、呼吸困难、窒息等严重情况。踩踏伤的致残率、致死率均很高。

三、现场救援原则

确认现场环境安全，做好个人防护。

保持镇静，立即拨打110、120急救电话，报告事发地点、伤员数量、伤情程度等。

检查患者意识、呼吸，控制明显的大出血；对意识不清仍有呼吸者，注意保持呼吸道通畅；对无呼吸者首先开放气道；对无意识无呼吸者，立即实施CPR。

对伤口进行初步止血、包扎，胸腹部如有开放性伤口，可用干净敷料覆盖、保护创面；针对骨折进行临时固定，尽快送医治疗。

需要注意的是，伤员有可能多处或反复遭受严重踩踏、挤压，导致伤情复杂。

四、预防与避险

提高公众安全避险意识，尽量避免去人多拥挤的场所；在空间有限、人群相对集中的场所，应留意安全出口和紧急通道；遇到突发情况时保持镇静，不拥挤、不起哄、不制造恐慌气氛。

发现人群有情绪激动、骚动等混乱先兆时，应设法尽快离开拥堵区域，如果带着孩子，尽快抱起孩子。

发现拥挤的人群向自己涌来时,尽量躲到一旁,等人群过后再离开。

如已经被人流裹挟应注意:保持镇静,听从工作人员的指挥。稳定重心,顺人流方向行进,不能逆行。不要捡拾掉落的物品,如手机、钱包、鞋子。遇到台阶或楼梯时,尽量抓住扶手。发现前面有人摔倒,立即停下脚步,同时大声呼救,告知后面的人不要向前靠近。被人群拥着前行时,要用力撑开手臂放在胸前,可用一只手紧握另一只手手腕,背向前弯,形成稳定的三角空间,低姿前行,以保持呼吸道通畅(见图7-8)。

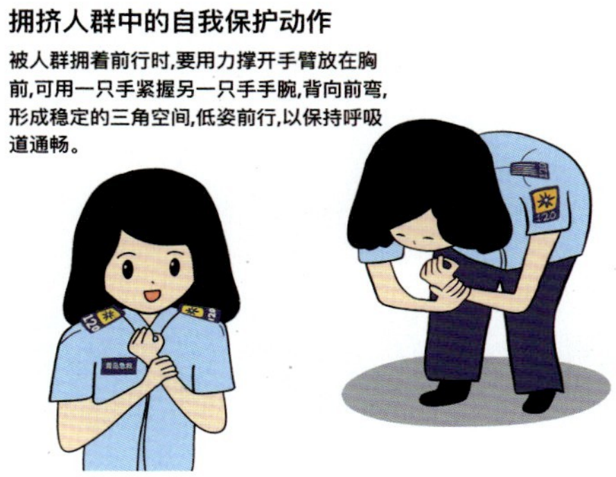

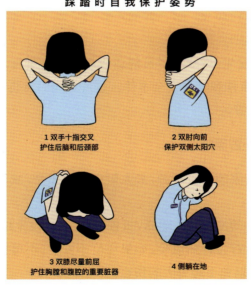

图 7-8 拥挤人群中的自我保护动作

若不慎摔倒或被绊倒,应双手十指交叉互扣护住后脑和后颈部,两肘向前,护住双侧太阳穴,同时双膝尽量前屈,使身体蜷缩呈球状,侧卧在地。如果无法侧卧,要尽量俯卧位,双手抱头,双肘尽量支撑身体,以保护头颈、胸腹等重要部位(见图7-9)。

踩 踏 时 自 我 保 护 姿 势

1 双手十指交叉
护住后脑和后颈部

2 双肘向前
保护双侧太阳穴

3 双膝尽量前屈
护住胸腔和腹腔的重要脏器

4 侧躺在地

图 7-9 防踩踏自我保护姿势

课后复习题

1. 踩踏事件发生的原因有(   )。

A. 人群拥挤

B. 现场缺乏疏导管理，秩序极度混乱

C. 人群情绪激动、惊恐慌张

D. 以上都是

2. 发生踩踏事件时，如已经被人流裹挟，以下做法错误的是（　　　）。

A. 捡拾掉落的物品，如手机、钱包

B. 遇到台阶或楼梯时，尽量抓住扶手

C. 发现前面有人摔倒，立即停下脚步，同时大声呼救

D. 稳定重心，顺人流方向行进，不逆行

第八节　处理突发（公共）事件的优先次序

学习目标

了解突发（公共）事件的基本概念；熟悉突发（公共）事件的现场处置原则；掌握检伤分类方法。

一、基本概念

突发（公共）事件是指突然发生，造成或者可能造成严重社会危害，需要采取应急措施予以应对的自然灾害、事故灾难、公共卫生事件和社会安全事件。也就是人们常说的天灾人祸，包括地震、火灾、交通事故、塌方、传染病、恐怖事件等。

二、突发（公共）事件现场处置原则

应对突发事件时，应利用有限的急救资源，最大限度挽救生命，减少伤残，同时尽可能多地保护健康人群，防止受到进一步伤害。

第一时间拨打 120、110、119 等应急救援电话，报告事件性质、发生地点、伤员人数、严重程度等。

救援人员在实施救援前，应首先评估风险，如果环境不安全，不可贸然行动，需要等待消防等专业人员确保现场安全后才能进入，以免引起更大的伤亡。

评估伤员数量，检查伤势及分类，优先处理危及生命的伤员。

维持现场秩序，安抚轻伤员。

注意做好伤员的信息收集和记录。

三、检伤分类

检伤分类是一种医疗卫生资源分配决策系统，用于事故及灾难中大量伤员治疗和转运优先顺序的

分配,是开展现场医疗救援的首要环节。如果是 3 人以上伤员的突发事件,第一步就是快速检伤分类,将危重伤员筛选出来,第一时间抢救和转运。

(一)国际救助优先排序

根据国际救助优先排序设立患者救治区域,患者在检伤分类区进行标识后送达相应区域(见表7-1)。

表 7-1 国际救助优先排序

红色	第一优先:严重的创伤,危及生命,如果及时治疗则有机会生存。必须立即处置。
黄色	第二优先:重大创伤,可以在现场短暂等候但必须给予必要的急救措施,再送往医院。
绿色	第三优先:可以自行走动,没有严重创伤,不需要现场急救,可以自行就医。
黑色	第四优先:呼吸、心跳已停止,生存率极低。不应浪费有限的急救资源。

(二)检伤分类的原则和方法

1. 检伤分类的原则

(1)简单快速原则

平均每位伤病员检伤分类时间不超过 1 min,检查其基本生命体征,尽快将有抢救希望的危重伤病员优先分拣出来。

(2)救命优先原则

对于威胁生命的紧急情况应坚持救命优先原则,先救后分或边救边分,如气道梗阻、活动性大出血。

(3)等级划分原则

总体要求是先急后缓、先重后轻。

(4)重复检伤原则

检伤分类是一动态过程,因为伤员的病情是不断变化的,重复检伤还可以纠正初次检伤的疏漏。

(5)公平自主原则

检伤分类就是尽最大的努力抢救最多的伤病员,在面临伤病员多、伤情复杂、医疗资源远不能满足现场需求时,必须兼顾公平性及有效性。

2. 检伤分类的方法

现场检伤分类的方法可选用 START 法(Simple Triage and Rapid Treatment,START),即简单分类,快速治疗。根据伤病员的生命体征、意识状态等情况将其分为四个类别:红色、黄色、绿色和黑色,以确定伤员救治优先排序。

START 法是 1983 年由美国加州 Newport Beach 的 Hoag 医院和 Newport 海岸警备队所提出的。START 法要求对每名伤员的检伤分类时间 < 60 s,且在整个检伤分类的过程中,只进行手法开放气道和直接按压止血两项处理,而不进行更高级的抢救措施,如辅助通气、CPR。

(1)检伤分类类别说明

黑色标记　　　　放弃抢救

因病情严重和(或)医疗资源有限,生还概率小的患者。

进行姑息治疗和镇痛治疗。

红色标记　急待救治

迅速干预并转运可挽救的患者。

需尽快就医才能存活。

气道、呼吸、循环存在问题。

黄色标记　留置观察

患者转运可适当延后。

存在严重且可能危及生命的损伤,但几小时内病情不会迅速恶化导致生命危险。

绿色标记　轻微损伤

受伤相对较轻的患者。几天内病情不会恶化。有能力照顾自己,"可行走的伤员"。

（2）具体步骤如下（见图 7-10）

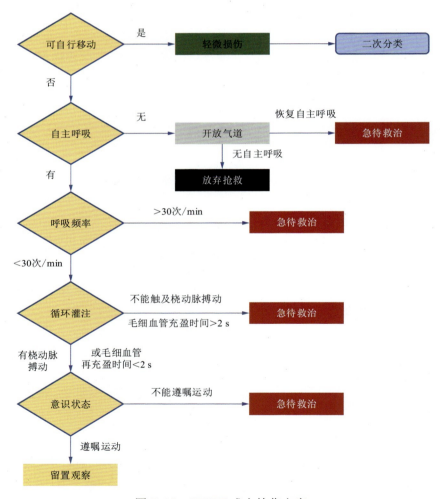

图 7-10　START 成人检伤方案

（三）检伤分类标识卡的构成与使用

1. 检伤分类卡的构成

检伤分类卡分正反两面，由主体和可撕离两部分组成，带有发光系绳，便于分类卡在昏暗光线下被快速辨识（见图 7-11）。

（1）主体部分

主要用于记录伤患的个人基本信息（包括受伤日期、时间、姓名、性别、年龄、家庭住址、单位、后送医院等）、伤情（受伤部位）、关键生命体征（包括血压、脉搏、呼吸各项体征指数、测量时间及具体处置情况）及编号（随患者留存）。

注意：每张分类卡都印有唯一的编码，每张分类卡主体部分及左、右上角三角形标签部分的编号均相同，便于在救治过程中通过编码标识伤患，并对其实施即时的追踪管理。

（2）可撕离部分

检伤分类卡的左、右上角的三角形标签和下端的四色分类标签条均为可撕离设计。

① 左、右上角三角形标签

标签上印制有与主体部分相同编号，现场检伤分类人员、后送医院分别留存。

② 四色分类标签

用以区分伤患不同伤势程度，以确定救治转送优先顺序。

红色标签条（签上标有"兔子""Ⅰ"）表示第一优先，危重伤，需紧急处置；

黄色标签条（签上标有"乌龟""Ⅱ"）表示第二优先，重伤，需优先处置；

绿色标签条（签上标有"禁用救护车""Ⅲ"）表示第三优先，轻伤，需常规处置；

黑色标签条（签上标有"十"字架、"0"）表示第四优先，极危重伤或死亡病员，期待处置。

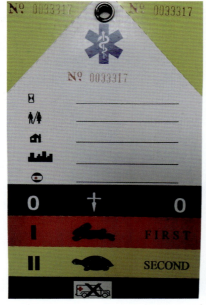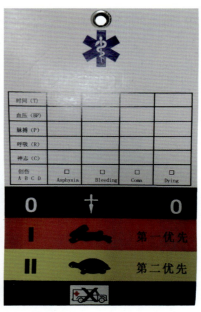

图 7-11　检伤分类卡（正反面）

2.检伤分类卡的使用

（1）轻伤员（绿标）保留所有颜色标签条。

（2）重伤员（黄标）撕下绿色标签条。

（3）危重伤员（红标）撕下绿色和黄色标签条。

（4）死亡人员（黑标）撕下绿色、黄色和红色标签条。

（5）将检伤分类卡挂在患者胸前，病情变化可随时调整检伤分类卡标签条，记录伤情和处置结果。

（6）检伤分类人员使用检伤分类卡时，要记录发出卡的数量，通过计算发出卡的数量、收回卡的数量及收回颜色标签条的数量来统计检伤伤患的数量，以及轻、重、危重、死亡四类伤患的数量。

（7）救护车转运人员、医院急诊室（分诊室）人员分别撕下检伤分类卡三角形标签留存，用于统计救护车转送及院内接收的伤患数量。

课后复习题

1. 检伤分类时，下列哪一项是第一优先级别？（　　　）

　　A. 生命垂危，需要立即治疗，且有望救活的伤员

　　B. 生命无立即的危险，需要紧急处理但不是立即处理的伤员

　　C. 不需要或仅需要简单处理的伤员

　　D. 呼吸、心搏已停止，生存率极低的伤员

2. START 检伤分类法要求对每名伤员的分类时间（　　　）。

　　A. 小于 10 s 　　　　　　　　　　　B. 小于 20 s

　　C. 小于 30 s 　　　　　　　　　　　D. 小于 60 s

3. 伤员呼吸 20 次 / 分钟，桡动脉可触及，毛细血管充盈时间 <2 s，不能遵嘱运动，按照 START 检伤分类法应挂（　　　）标牌。

　　A. 红色 　　　　　　　　　　　　　B. 黄色

　　C. 绿色 　　　　　　　　　　　　　D. 黑色

第九节　航空医疗救护

学习目标

　　了解航空医疗救护的概念及特点；了解航空医疗救护的发展情况；了解空客 H135 医疗构型直升机的构成与配置；了解航空器的调派。

一、航空医疗救护的概念

航空医疗救护是指政府或医疗机构利用航空器为院前急救、院间转运、应急救灾或大型赛事活动等提供的紧急医疗救援及救护服务,包括对危重伤患的监护救治转送,特殊血液和移植器官的转运,以及医护人员、医疗设备和特殊药品的快速运送等。

二、航空医疗救护的特点

(一)专业化程度高

航空医疗救护对参与任务的飞行人员、医务人员及机务保障人员在身体状况、心理素质、操作技能等方面均有较高要求。

(二)配置标准高

专业的医疗构型航空器在发动机类型、舱室布局、舱内照明、舱门设计等方面均有较高的配置要求,如舱门设计要有利于伤病员便捷登离机;机载医疗设备、担架床等要求满足医疗功能需求同时达到适航标准。

(三)救治效率高

航空医疗救护有着快速、高效、灵活、救治范围广、受地域影响小的特点,可以减少交通、距离、地形等因素的影响,缩短转运时间,有效提升伤患的救援效率,从而降低死亡率、致残率。

(四)易受气象、航空管制、起降场地影响

航空救护飞行对气象条件、起降场地均有客观要求。目前国内空域的管制等问题,对航空医疗救援开展存在较大的影响。

三、航空医疗救护发展情况

在我国,民用直升机救援最早出现在抢险救灾现场。1976年唐山大地震发生后,国内救援队伍曾使用过直升机接运伤员。在2008年汶川地震发生时,直升机救援已颇具规模。在国家公共服务事业加速发展的推动下,2014年,国内引进了第一架专业航空医疗救护直升机。2019年3月,民航局与国家卫健委联合印发《航空医疗救护联合试点工作实施方案》,为我国航空医疗救护发展按下了"加速键"。至2021年3月,我国常态化备勤的医疗救护机队规模已达近300架。

2001年9月,青岛市急救中心与青岛直升机航空有限公司建成了全国首个"120直升机立体急救网络",执行海上搜救、急救、打捞等应急救援任务。2017年5月3日,青岛市航空医疗救援启动仪式在青岛市急救中心举行,标志着青岛专业化航空急救体系的正式建立。2017年11月,青岛市急救中心在全国率先成立区域性半岛航空医疗救援联盟,涵盖山东半岛六地市急救中心、医疗机构、通航公司、保险公司、专业救援团队等单位、团体组织,青岛市正式步入航空医疗救援的"快车道"。2020年4月,青岛在国内率先以政府购买服务方式,两架空客H135医疗构型直升机正式入网青岛市院前急救网络体系。近年来,青岛已全面打造并建立了航空医疗救援的"1-2-0"模式,即以急救中心为中心,急救、非急救为两个基本点,以胶东经济圈急救一体化发展为平台,多家通航公司为载体的新型模式,已成功救援转运30余例急危重症患者(见图7-12、图7-13)。

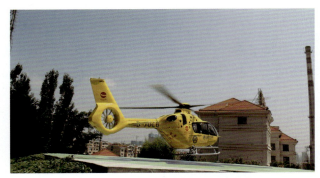

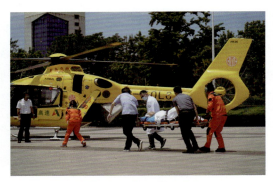

图 7-12　青岛市急救中心停机坪　　　　　图 7-13　地空接驳现场

四、空客 H135 医疗构型直升机

青岛市急救中心航空医疗救护服务机型为空客 H135 直升机,它是空中客车直升机最成功的轻型机之一。该直升机配有 2 台发动机、2 套操作系统,驾驶舱可承载 2 名飞行员,安全性很高。它的主旋翼及机身长度约为 10.2 m,直升机的高度为 3.51 m,飞行速度为 254 km/h,最远飞行航程为 635 km,最大起飞重量为 2 910 kg。雪橇式起落架几乎可以在任何地方起降。涵道式的尾翼,安静、安全。机舱可乘坐包括伤病员、医护人员在内的 4 名人员,配有急救药械、德尔格呼吸机、CORPLUS 除颤监护仪、贝朗输液泵、负压吸引器、碳纤维氧气瓶、机载担架等,是一架名副其实的空中救护车(见图 7-14)。直升机还加装有浮筒和绞车,具备跨海和索降救援能力。

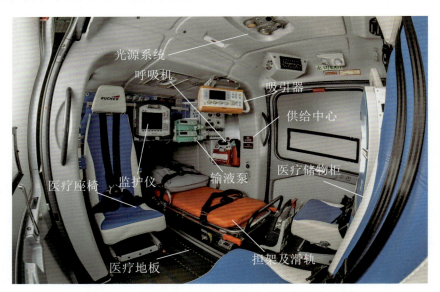

图 7-14　空客 H135 医疗构型直升机机舱内配置

五、航空器的调派

在青岛,航空器的调派分为救援和救护两类,实施的前提是病情适合飞行转运,并满足适航条件。

(一)航空医疗救援类

1. 根据呼叫类型青岛市急救中心 120 调度指挥中心参照 MPDS 进行"调度分类"的第 1、2、3、4 级急救类需求,无法进行地面急救转运的,通过航空器救援能够明显获益的,由市院前急救调度机构调派航空器进行航空医疗救援或专家、设备投送。

2. 移植器官、紧急输血等可由市院前急救调度机构调派航空器进行转运。

3. 突发事件需要配合地面医疗救援或地面医疗救援难以展开时,通过航空器能够明显提高救援效率的,由上级行政管理部门或由市院前急救调度机构调派航空器进行紧急医学救援。

（二）航空医疗救护类

根据呼叫类型参照 MPDS 进行"调度分类"非急救类需求由"96120"非急救转送平台承担,需求方拨打非急救转送平台电话,非急救转送平台调派相应的直升机或固定翼飞机进行转运。

课后复习题

1. 下列哪项不是航空医疗救援的特点？（　　　）

    A. 专业化程度高   B. 设备要求高

    C. 救治效率高   D. 不受飞行管制

2. 空客 H135 医疗构型直升机何时正式并入青岛市院前急救医疗服务体系？（　　　）

    A. 2001 年 9 月   B. 2017 年 5 月

    C. 2017 年 11 月   D. 2020 年 4 月

第八章

中医急救

第一节　中风急救

学习目标

了解中风基本概念;掌握十宣穴、手十二井穴位置;掌握十宣穴、手十二井穴刺络放血方法与注意事项;了解操作禁忌。

一、基本概念

中风,又名卒中,是一种急性脑血管疾病,因发病急骤,病情变化迅速,与风之善行数变特点相似,故中医称之为"中风"。中风病主症多为神昏,半身不遂,言语不利,可伴随不同程度的口舌歪斜和偏身麻木等症状,具有发病率高、死亡率高、致残率高、复发率高的特点。

二、刺络放血法急救中风

《急救急症简便验方》中记载:"凡遇中风,……猝然晕倒,不省人事,牙关紧闭,切勿扶起坐,并惊惶搬搅哭泣。急以手大指掐人中即醒,免致攻心不救。急用针刺十指角,离甲一韭叶许,出血立苏。"

《针灸大成》中明确地写道:"初中风急救针法:凡初中风跌倒,卒暴昏沉,痰涎壅滞,不省人事,牙关紧闭,药水不下,急以三棱针,刺手十指十二井穴,当去恶血。又治一切暴死恶候,不省人事,乃起死回生妙诀。"

刺络放血是指在特定的体表部位,点刺出血,使瘀血流出,从而达到治疗疾病的方法,是中医外治法重要的方法之一。据临床观察,很多症状使用刺络放血后效果立竿见影、持续效果显著。对于急性头痛、高热等,刺络放血也起到积极的干预作用。

研究数据表明,井穴、十宣穴刺络放血在中风超早期运用,可以多靶点作用于中风早期病理损伤的多个环节,为有效治疗患者赢得时间,并能改善患者生活活动能力,减轻神经功能缺损程度,促进意识障碍患者意识水平的恢复。

三、取穴位置

(一)手十宣穴

患者仰掌,十指微屈,在手十指尖端,距指甲游离缘0.1寸(约3 mm),左右共10个穴位(见图8-1)。

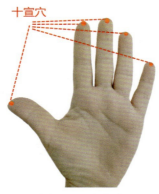

图8-1　十宣穴

(二)手十二井穴

少商、中冲、少冲、商阳、关冲、少泽,以上六井穴在手指末端,两侧共十二穴,又称手十二井穴(见图8-2)。

1. 少商(肺经井穴)

位于拇指末节桡侧,距指甲角0.1寸。

2. 商阳(大肠经井穴)

位于食指末节桡侧,距指甲角0.1寸。

3. 中冲(心包经井穴)

仰掌,位于中指尖端中点,距指甲游离缘约0.1寸。

4. 关冲(三焦经井穴)

位于无名指末节尺侧,距指甲角0.1寸。

5. 少冲(心经井穴)

位于小指末节桡侧,距指甲角0.1寸。

6. 少泽(小肠经井穴)

位于小指末节尺侧,距指甲角0.1寸。

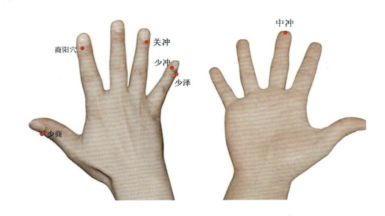

十二井穴：左右手共十二个

图 8-2　十二井穴

四、操作方法

（一）步骤一

操作前让患者取平卧位，将头偏向一侧。

（二）步骤二

施救者一手握住患者左（右）手，由近端向远端挤压，捏紧指尖，展露穴位位置。

（三）步骤三

用 75％酒精或碘伏棉球消毒取穴皮肤。

（四）步骤四

施救者取三棱针或注射用针头，如果在家中，可用缝衣针或大头针（用酒精或火烧消毒），或借助血糖仪采血针，进行点刺出血，出血量 3～5 滴即可。

（五）步骤五

用消毒干棉签或棉球及时压迫止血。

血糖笔刺络放血操作步骤（见图 8-3）：取下血糖笔笔帽，在血糖笔中插入采血针，直到完全固定为止，将采血针的保护套取下，拧紧血糖笔笔帽，调整血糖笔需要扎针深度；握住血糖笔，将笔前端正对着需要点刺的部位，释放按钮进行点刺出血，出血量 3～5 滴即可。取下血糖笔采血针，将采血针头插入保护盖中，防止丢弃时扎伤人。

五、注意事项

施救者操作前应作好解释，让患者取适宜体位，消除患者紧张、顾虑情绪。

操作过程中，施救者应密切注意其血压、心率变化，防止发生晕针或晕血。

点刺时手法宜轻快，注意观察出血量。

本方法仅为对症急救应用，待患者病情缓解后，应全面检查、治疗。

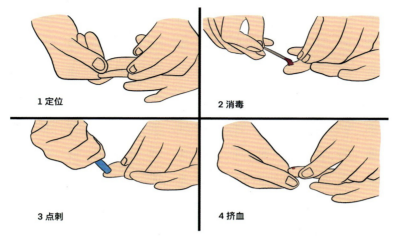

图 8-3　血糖笔刺络放血操作步骤

六、操作禁忌

合并有严重心、肺、肝、肾疾病或恶性肿瘤者不宜使用。

晕针、晕血、过度紧张者不宜使用。

凝血功能障碍、出血性疾病（如血友病、血小板减少、再生障碍性贫血）者不宜使用。

皮肤有创伤、溃疡、瘢痕时不宜使用。

课后复习题

1. 下列哪项不是中风病的特点？（　　）
    A. 发病率高
    B. 死亡率高
    C. 复发率高
    D. 青年发病率高

2. 十宣穴取穴不正确的是（　　）。
    A. 在手十指尖端
    B. 左右共 10 个穴位
    C. 在双足脚趾端
    D. 距指甲游离缘 0.1 寸

3. 少商肺经井穴位于（　　）。
    A. 位于拇指末节桡侧，距指甲角 0.1 寸
    B. 位于中指尖端中央
    C. 位于无名指外侧，距指甲角 0.1 寸
    D. 位于小指外侧，距指甲角 0.1 寸

第二节　晕厥急救

学习目标

了解晕厥的基本概念；掌握人中穴取穴位置；掌握掐压人中穴的操作方法与注意事项；了解操作

禁忌。

一、基本概念

晕厥，是临床上常见的急危重症，应紧急救治。中医属"厥症、厥脱"范畴，是以突然昏倒、不省人事、颜面苍白、汗出肢冷为主要特点的病症。病情轻者昏厥时间较短，苏醒后无后遗症。病情重者往往昏厥时间较长，甚至一蹶不复而死亡。

二、取穴

人中穴，又名"水沟"，是突然晕厥病症的常见急救穴位之一。它位于鼻柱下，人中沟的上 1/3 与下 2/3 的交点处（见图 8-4）。中医认为，人中穴是阴阳经气的交汇点，掐按或者针刺该穴位可以调节经气、疏通气血、平衡阴阳。当突发晕厥，在等待救护车到达前，可紧急实施掐压或针刺人中穴，对于部分晕厥急症患者，能收到立竿见影的效果。

现代临床观察中，连续性强刺激人中穴，能使血压上升，恢复节律性呼吸，从而在危急状态下，保证机体各重要脏器的血液供应，维持生命活力。

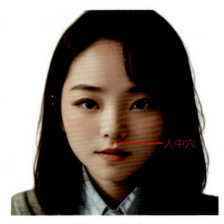

图 8-4　人中穴

三、操作方法与注意事项

（一）步骤一

施救者将一手大拇指指端放至人中穴上，其他四指固定患者下颌下方，抬高其下颌（见图 8-5）。

（二）步骤二

定位之后，先从中间往上顶推，行强刺激，期间要注意拇指不断点压穴位，不能松开。以每分钟掐压刺激人中穴 20～40 次，每次连续 0.5～1 s 为宜。

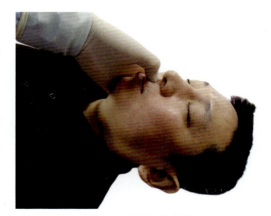

图 8-5　掐压人中穴

（三）步骤三

同时紧急拨打 120 急救电话，及时送医，以免延误病情。

（四）注意事项

人中穴位于面部的危险三角区内，此处有大量的血管直接与颅内的海绵窦相通，发生感染后会使致病菌沿静脉进入颅内，引起化脓性海绵状静脉窦炎。因此，在针刺人中穴之前应做好针具、穴位及周围皮肤的消毒，以免引起继发性感染。

四、操作禁忌

患有高血压或脑血管疾病（尤其是脑出血）的患者应禁用此急救法，以免加重病情。

课后复习题

1. 晕厥的中医病名的是（　　　）。
   A. 眩晕
   B. 痹症
   C. 厥症
   D. 痫症

2. 人中穴取穴位置在（　　　）。
   A. 位于鼻柱下，在人中沟上 2/3 与下 1/3 的交点处
   B. 位于鼻尖处
   C. 位于鼻柱下，在人中沟上 1/3 与下 2/3 的交点处
   D. 位于鼻翼两侧

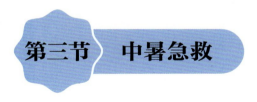

第三节　中暑急救

学习目标

了解中暑基本概念；了解刮痧板和刮痧介质；掌握常用刮痧部位；掌握刮痧操作方法与注意事项；了解操作禁忌。

一、基本概念

中暑，中医称之为"中暍""发痧"，是人在高温和热辐射长时间作用下所引起的病症，常有发热、头晕、恶心、呕吐，甚至昏厥、痉挛等症状，尤其是婴幼儿、老年人、高血压病患者等人群更易发生危险。如患者昏倒，可掐人中或十宣穴放血。亦可通过刮痧将暑湿之邪及时祛除，起到解表清暑、宁心开窍之功效。

二、刮痧板

刮痧板的种类很多，如砭石、牛角类、玉石类、陶瓷类、铜类。根据中国传统医学记载研究，刮痧板材质以砭石最好，纯牛角、玉、石次之，瓷片亦好，塑料不宜。应急时，家里如果没有专门的刮痧工具，可以使用硬币、陶汤匙等代替，但要保证所选物品边缘比较圆滑的，即确保能刮出痧，又保护皮肤不受伤害。

日常生活中，牛角刮痧板（见图 8-6）使用最为广泛。天然水牛角，对人体肌表无毒性刺激和化学不良反应，且水牛角本身是一种中药材，具有发散行气、活血消肿、清热解毒、凉血定惊的作用，非常适用于发热、惊厥、痤疮、湿疹等疾病。

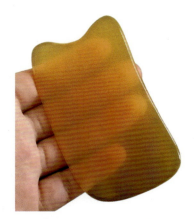

图 8-6　牛角刮痧板

三、刮痧介质

刮痧时，要选用一定的刮痧介质，可防止刮痧板刮伤皮肤，还可起到滋润皮肤、开泄毛孔、活血行气的作用。常分为液体类和乳膏类两类。在家里如遇急症使用，可选用香油、橄榄油等植物油、万花油、红花油等药油，或凡士林、扶他林乳膏、润肤膏等乳膏。

四、刮痧部位

刮痧部位常选取颈部的两侧后颈部、腰背部、臂弯及腘窝 。

（一）颈部

颈部正中线，颈两侧至肩。

（二）背部

背部正中线，背部两侧。

（三）胸部

胸部正中线，胸肋间隙。

（四）上肢

肩、臂、肘窝。

（五）下肢

腘窝处等。

五、操作方法

（一）刮痧前准备

备好刮痧板、刮痧油等物品，检查刮痧板边缘是否圆滑，有无破损，以防损失皮肤，并充分暴露刮痧部位的皮肤。

（二）涂抹介质

在刮痧操作部位，均匀涂抹刮痧介质。

（三）刮痧手法与时长

刮板与皮肤呈90°或45°角进行刮拭（见图8-7、图8-8）。运用腕力，采用由上而下顺刮，或由内向外，顺肌肉纹理朝一个方向缓缓刮动，并时时蘸取刮痧介质润滑皮肤，以免刮伤皮肤。每个部位一般刮3～5 min，以出痧（紫红色的痧痕）为度，最多不超过10 min，不可强求出痧。刮拭完一部位，再刮另一部位。

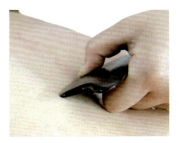 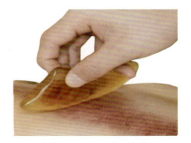

图8-7　45°角刮痧　　　　　　图8-8　90°角刮痧

（四）刮痧频次

一般是刮完后3～5天，待痧退后可进行第二次刮治。出痧后1～2天，皮肤可能轻度疼痛、发痒，不要用手抓挠，这些反应属正常现象，可自行缓解。

六、注意事项

操作前，施救者应先将患者转移至阴凉通风处，解开患者衣物，进行物理降温。

在刮痧治疗的同时，神清者可以给患者服用十滴水、人丹等中成药。

夏季刮痧时及刮痧后因毛孔开张，应避免风扇直吹刮痧部位。出痧后最好饮用一杯温开水（淡盐水为宜），以助发汗，促进新陈代谢。30 min内禁止洗凉水澡。

刮痧力度要柔和均匀，以局部组织内渗血、瘀血为度，防止刮破皮肤。

刮痧用具使用前后应消毒，以防发生感染。

如在刮痧过程中出现头晕、恶心、乏力等症状，应立即停止，平躺喝温水或淡盐水，一般可自行缓解。密切观察血压、心率等情况，如症状未见明显缓解需及时前往医院进一步诊治。

七、操作禁忌

身体瘦弱，皮肤失去弹性者禁止刮痧；有皮肤病或传染病者禁止刮痧；孕妇腹、腰、骶部禁刮，其他部位也应慎刮或轻刮；皮肤有感染、溃疡、瘢痕、肿瘤等部位以及有新鲜骨折处禁刮；患有出血倾向疾病或血友病患者禁止刮痧；心衰、肾衰、肝硬化腹水、全身重度浮肿者禁刮。

课后复习题

1. 中暑的中医病名是（　　）。

    A. 热症   B. 发痧

    C. 厥症   D. 痫病

2. 刮痧可选择的部位不包括（　　）。

    A. 颈部   B. 背部

    C. 胸部   D. 眼睛

3. 以下关于刮痧法描述错误的是（　　）。

    A. 刮痧顺序一般由上而下

    B. 顺肌肉纹理朝一个方向缓缓刮动

    C. 刮痧顺序一般由内向外

    D. 患有出血倾向疾病或血友病患者可以刮痧

第四节　高血压急症急救

学习目标

了解高血压急症基本概念；掌握耳尖穴、降压沟位置；掌握耳尖穴、降压沟针刺放血方法与注意事项；了解操作禁忌。

一、基本概念

高血压常被称为"无声的杀手"，大多数患者可在没有明显症状下发病，并且血管长期承受高于正常压力会引发冠心病、脑卒中等疾病。高血压发病时可有头痛难忍、头晕眩晕、步态不稳等症状，多在生气、劳累后诱发。突然发病时，如不及时救治，容易发生心、脑血管急症。在等待救护车到达时，可采用针刺耳尖穴、降压沟放血进行急救，可有效缓解病情。

二、操作方法与注意事项

（一）步骤一

操作前应做好解释，消除患者顾虑。

（二）步骤二

准备用物后，协助患者取适宜体位。用酒精或碘伏快速消毒穿刺点皮肤。

（三）步骤三

1. 耳尖放血

耳尖穴位于耳廓的上方，将耳廓向前对折，耳廓上方的尖端处即为耳尖穴。先用一手手指按摩耳廓以促进局部血液循环，在耳尖穴处快速针刺出血，并用双手挤压出 3～5 滴血后，棉球按压止血（见图 8-9）。

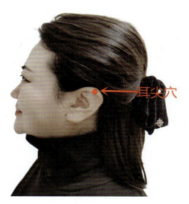

图 8-9　耳尖穴

2. 降压沟放血

降压沟位于耳后，对耳轮上 1/3 可见静脉，在此处点刺出血，双手反复用力从耳垂顺着耳廓外沿往上挤压，挤压出血 3～5 滴血，当淤血明显时可挤至 8～10 滴，或血由暗红色转为淡红色为宜。棉球按压止血（见图 8-10）。

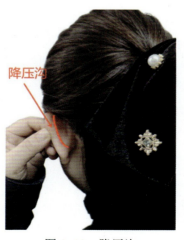

图 8-10　降压沟

3.注意事项

手法宜轻快,注意进针不宜过深,创口不宜过大,减轻损伤。治疗过程中密切注意患者的血压、心率变化,谨防晕针。一般放血量为5滴左右,宜1日或2日治疗1次,1～3次为一疗程。如出血不易停止,应立即压迫止血。本疗法仅为对症急救应用,待患者病情缓解后,要全面检查、治疗。

三、操作禁忌

贫血、低血糖、孕妇体弱、妇女产后气血亏虚禁用;皮肤有创伤、溃疡、瘢痕、血管瘤等部位不宜使用;急性传染性疾病、血液病、精神病、癫痫或严重过敏体质等疾病患者禁用;合并有严重心、肺、肝、肾疾病、恶性肿瘤及全身脏器衰竭者禁用;大劳、大汗、大惊、饥饱失常等体质虚弱者不宜使用。

课后复习题

1. 耳尖穴描述正确的是(　　)。

　　A. 位于耳垂

　　B. 位于耳廓的上方,当折耳向前,耳廓上方的尖端处

　　C. 耳尖穴可以深刺

　　D. 位于耳后

2. 高血压的特点不包括(　　)。

　　A. 发病率高

　　B. 多发于中老年人

　　C. 是心脑血管疾病的危险因素

　　D. 慢性病,不会急性发作

3. 下列不是放血疗法禁忌的是(　　)。

　　A. 血管瘤部位

　　B. 贫血、低血糖、低血压者

　　C. 大劳、大汗、大惊、饥饱失常等体质虚弱者

　　D. 高血压、糖尿病、高血脂者

第五节　心绞痛急救

学习目标

了解心绞痛基本概念;掌握取穴位置;掌握操作方法与注意事项;了解操作禁忌;了解心绞痛用药与注意事项。

一、基本概念

心绞痛是常见的心血管疾病,与现代医学所指的冠状动脉粥样硬化性心脏病关系密切。汉代张仲景《金匮要略》中提出"胸痹"的名称。心绞痛的典型症状表现为胸前区压榨性疼痛,有时可放射至左臂及左小指,有时可放射至颈部、咽部或下颌部。疼痛多为持续性,常伴窒息感或濒死感,常在情绪激动、劳累、饱餐、天气骤然变冷时发生。

《针灸甲乙经》记载有"实则心暴痛,虚则烦心,心惕惕不能动,失智,内关主之"。"心澹澹而善惊恐心悲,内关主之"。

二、操作方法与注意事项

如患者休息后症状不能缓解,手边又没有急救药品,可以采用按压至阳穴、内关穴以缓解心绞痛,并为抢救赢得时间。

（一）取穴

1. 至阳穴

属督脉,是心脏的反射点,刺激此穴即可以升阳益心,开胸止痛,可以顺风宽胸,缓急止痛。取穴时,让患者两手自然下垂,在其肩胛骨下角的下方即为第七肋间,第七肋间水平线与正中线相交处即为第七胸椎,其棘突下方凹陷,即至阳穴位置（见图 8-11）。

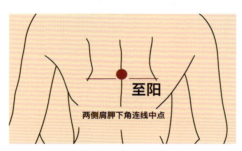

图 8-11　至阳穴

2. 内关穴

位于前臂掌侧,当曲泽与大陵的连线上,腕横纹上 2 寸,相当于自身三指并拢的宽度,掌长肌腱与桡侧腕屈肌腱之间。按压内关穴会有明显的酸痛感,可以明显的改善心肌供血、缓解症状（见图 8-12）。

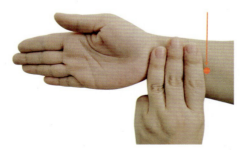

图 8-12　内关穴

（二）定位后按压

施救者用手指按压，或者使用笔头、短棒、硬币，刮痧板板角部，甚至一小块尖头石子均可进行穴位按压。按压时适当用力，以患者有酸胀感为度。按压时间越长效果越好，一般需按压数分钟。短时按压，心绞痛即可缓解。一般按压 1 次可维持症状缓解半小时。

三、操作禁忌

合并有严重心、肺、肝、肾疾病或恶性肿瘤者禁用；血液病、精神病、癫痫者禁用。

四、心绞痛用药与注意事项

（一）心绞痛用药

速效救心丸、复方丹参滴丸和麝香保心丸这三种药均可用于气滞血瘀型的冠心病、心绞痛发作患者，具体表现为胸胁胀满、口唇紫暗、舌紫暗或者暗红等症状（见表 8-1）。

表 8-1　心绞痛用药

	速效救心丸	复方丹参滴丸	麝香保心丸
组成	川芎、冰片	丹参、冰片、三七	人工麝香、人参提取物、人工牛黄、肉桂、苏合香、蟾酥、冰片
功效	行气活血、祛瘀止痛	活血化瘀、理气止痛	芳香温透、益气强心
主治	增加冠脉血流量，缓解心绞痛；用于气滞血瘀型冠心病、心绞痛	气滞血瘀所致的胸痹，症见胸闷、心前区刺痛，冠心病心绞痛见上述症状者	用于气滞血瘀所致的胸痹，症见心前区疼痛、固定不移；心肌缺血所致的心绞痛、心肌梗死见上述症状者
注意事项	1. 寒凝血瘀、阴虚血瘀、胸痹心痛不宜单用； 2. 有过敏史者、过敏体质者慎用； 3. 伴有中重度心力衰竭的心肌缺血症慎用； 4. 孕妇慎用。	1. 孕妇、哺乳期妇女慎用； 2. 脾胃虚寒者慎用； 3. 对于有出血倾向或使用抗凝、抗血小板治疗的患者，应在医生指导下使用并加强监测； 4. 过敏体质者慎用； 5. 不宜与含有藜芦的中成药，如神州跌打丸等合用。	1. 有过敏史者、过敏体质者慎用； 2. 脾胃虚寒者慎用； 3. 哺乳期妇女慎用。 4. 不宜与藜芦、五灵脂、赤石脂同用。

（二）注意事项

急救时，以上三药均都选用（舌下含服），并最好取坐位姿势。站立含服可能会致血压降低引起晕厥，躺着含服则会加重心脏负担。急救服药后症状未缓解，应尽快就医。喂药时要注意安全，尤其是在评估不了患者吞咽功能是否正常的情况下，避免将药物呛到气管内。

课后复习题

1. 至阳穴定位在(　　)。

   A. 第三胸椎棘突下

   C. 第七胸椎棘突下方凹陷处

   B. 第三胸椎棘突旁开两寸

   D. 第七胸椎棘突下旁开两寸

2. 以下哪项不属于心绞痛特征? (　　)

   A. 胸前区压榨性疼痛

   B. 发热、咳嗽

   C. 可在情绪激动、劳累、饭后、天气骤然变冷时发生

   D. 疼痛多为持续性

3. 心绞痛反射的部位在(　　)。

   A. 头部

   C. 下肢

   B. 腰部

   D. 左臂及左小指、颈部、咽部或下颌部

4. 内关穴取穴位置为(　　)。

   A. 位于前臂掌侧,腕横纹上 2 寸,掌长肌腱与桡侧腕屈肌腱之间

   B. 位于前臂掌侧,腕横纹上 3 寸,掌长肌腱与桡侧腕屈肌腱之间

   C. 位于前臂掌侧,腕横纹上 4 寸,掌长肌腱与桡侧腕屈肌腱之间

   D. 位于前臂掌侧,腕横纹上 1 寸,掌长肌腱与桡侧腕屈肌腱之间

第六节　头痛急救

学习目标

了解头痛基本概念;掌握取穴位置;掌握针刺放血操作方法与注意事项;了解操作禁忌。

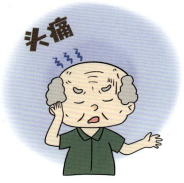

图 8-13　头痛

一、基本概念

头痛是指由于外感或内伤，致使脉络绌急或失养，清窍不利所引起的以患者自觉头部疼痛为主要症状的疾病。中医学亦称头痛为"头风"。《素问·五脏生成》中指出了"脏腑经络之病可致头痛。故六淫之邪外袭，上犯颠顶，邪气留滞，阻抑清阳；或内伤诸疾，导致气血逆乱，阻遏经络，脑失所养，均可发生头痛"。头痛多为实证，兼有本虚标实，据中医"不通则痛，通则不痛"之理论，巧妙施治可达"去菀陈莝""扶正祛邪"之力。

二、操作方法与注意事项

刺络放血用于治疗头痛，具有疏风通络止痛，活血化瘀的作用。无论何种头痛，均可选用太阳穴周围可见的颞浅静脉刺血为主，不拘泥于穴位的定位。

（一）步骤一

患者仰卧位，头转向健侧，取颞部充盈血管。局部脉络不显露者，可先行按摩或轻轻拍打使其充盈。

（二）步骤二

常规消毒皮肤，施救者戴无菌手套，颞部在血管分叉处选定为穿刺点。一手固定皮肤，另一手持针，沿血管走形向远端点刺血管。点刺成功后可见血液流出，或用力挤出血液，无菌干棉球压迫穿刺点止血。

（三）步骤三

治疗时应本着实证宜多、虚证可少的原则，每次放血约为 2 mL，因人因病掌握出血量。每 4 日 1 次，3 次为 1 个疗程，连续治疗 2 个疗程，疗程之间间隔 4 天。

（四）对症取穴

侧颞痛，多选耳背或太阳、头维穴（见图 8-14）；前额痛，多选上星穴（见图 8-14）；后头痛，多选大椎穴（见图 8-15）；颠顶痛，多选百会穴（见图 8-16）。

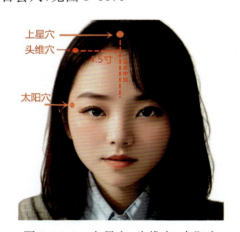

图 8-14　　上星穴、头维穴、太阳穴

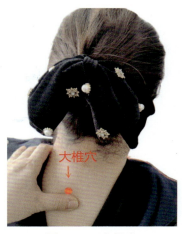

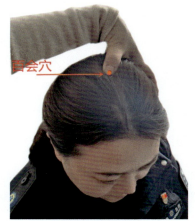

图 8-15　大椎穴　　　　　　　　　　　　图 8-16　百会穴

三、操作禁忌

低血压、贫血、颅内肿瘤、脑血管意外、丛集性头痛、外伤性头痛、颈椎病、感染性疾病、五官疾病所致头痛患者禁用；

语言及智能障碍、糖尿病、高热及孕妇等患者禁用；

严重抑郁或近 1 个月内有服用抗抑郁药者禁用。

课后复习题

1. 刺络放血用之于头痛,其作用是( )。
    A. 具有疏风通络止痛、活血化瘀的作用
    B. 具有疏风清热、补益肝肾的作用
    C. 具有活血养血的作用
    D. 具有补益脾胃的作用
2. 刺络放血配穴错误的是( )。
    A. 侧颞痛,多在耳背或太阳、头维
    B. 颠顶痛选百会
    C. 前额痛选上星
    D. 后头痛选至阳
3. 刺络放血治疗头痛的禁忌证不包括( )。
    A. 低血压、贫血所致头痛
    B. 颅内肿瘤、脑血管意外所致头痛
    C. 外伤性头痛
    D. 外感头痛

第七节　解除膈肌痉挛

学习目标

了解膈肌痉挛概念;掌握取穴位置;掌握点按方法与注意事项;了解操作禁忌。

一、基本概念

膈肌痉挛中医名为呃逆，俗称"打嗝"，呃逆之名见《景岳全书·杂证谟·呃逆》："因其呃呃连声，故今人以呃逆名之。……呃逆之大要，亦为三者而已，一曰寒呃，二曰热呃，三曰虚脱之呃。"呃逆常因进食生冷、辛辣，或情志郁怒等因素刺激下造成膈间之气不利，引动胃气上冲喉间，以呃呃有声，声音短促，持续不能自制为主要表现的特发性疾病。

二、操作方法与注意事项

发生顽固性呃逆时，可以点按攒竹穴或少商穴缓解。攒竹穴位于人体的面部，当眉头凹陷中，眶上切迹处（见图8-17）。

（一）步骤一

患者采用正坐或仰卧的姿势。

（二）步骤二

操作者或患者用双手拇指指端以点压法或按揉法施压于攒竹穴。常规每穴施术时间为1～3 min，可因人或因病情辩证增减。由于接触面小，力量集中，以指代针，可以达到针刺治疗效果。

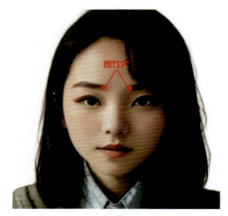

图8-17　攒竹穴

（三）步骤三

点压双手指侧少商穴（见图8-2）。少商穴位于大拇指甲根部桡侧面，位于拇指末节桡侧，距指甲角0.1寸。点压时要用一定的力量，使患者有明显酸痛感。患者自行压迫可两手交替进行。

（四）注意事项

1. 如患者精神极度紧张或极度疲劳，应休息30 min，以缓解紧张，消除疲劳，有利于点穴的疗效。
2. 在患者饭后和饭前，不能用重手法。否则，易使患者趋于疲劳。饭后点穴，须在餐后30 min进行。

三、操作禁忌

患者过饥或过饱，不点穴，否则有害；患者在惊恐、愤怒时，禁忌点穴。

课后复习题

1. 膈肌痉挛中医名为( )。

   A. 胃痛

   B. 呃逆

   C. 嗳气

   D. 吞酸

2. 下列关于攒竹穴描述正确的是( )。

   A. 位于面部,当眉头凹陷中,眶上切迹处

   B. 位于面部,眉头尾端处

   C. 位于面部,眉尾外侧 0.1 寸

   D. 具有活血化瘀的作用

3. 少商穴定位正确的是( )。

   A. 位于小指甲根部桡侧面,距指甲缘约 0.1 寸

   B. 位于中指甲根部桡侧面,距指甲缘约 0.1 寸

   C. 位于食指甲根部桡侧面,距指甲缘约 0.1 寸

   D. 位于拇指末节桡侧,距指甲角 0.1 寸

第八节 哮喘急性发作急救

学习目标

了解哮喘急性发作概念;掌握天突穴、鱼际穴取穴位置;掌握操作方法与注意事项。

一、基本概念

哮喘急性发作是指喘息、气促、咳嗽、胸闷等症状突然发生,或原有症状急剧加重,常有呼吸困难,以呼气流量降低为其特征,常因接触变应原、刺激物或呼吸道感染诱发。中医把哮喘分属"哮"和"喘"两个范畴,《医学正传》指出,"哮以声响名,喘以气息言。哮必兼喘"。

二、操作方法

当哮喘急性发作时,在等待救护车到达之际,应在吸入支气管扩张剂(如沙丁胺醇气雾剂)的同时,给予指压天突穴,可辅助缓解哮喘症状。

(一)取穴

天突穴位于颈前区,位于颈与胸骨的结合处的凹陷部分,即胸骨上窝中央处(见图 8-18)。

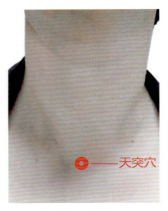

图 8-18　天突穴

（二）按压方法与力度

患者自己或者他人用拇指指端在穴位点进行按压，一按一松，以刺激咳嗽，或者促进吐出浓痰涎沫，可有效缓解哮喘症状。按压要以有酸胀感，并向胸前放射为度。

三、注意事项

哮喘发作的程度轻重不一，病情加重时，可在数分钟内即危及生命。症状轻者，可自行缓解，但大部分需积极处理。严重发作时可出现呼吸音低下，哮鸣音消失，临床上称为"静止肺"，预示着病情危重，随时会出现呼吸骤停，危及生命，故应对患者病情做出正确评估，给予紧急处理的同时，及时送医治疗。

课后复习题

1. 下列哪一项不属于哮喘急性发作的特点？（　　　）

　A. 喘息、气促、咳嗽、胸闷等症状突然发生，或原有症状急剧加重

　B. 常有呼吸困难，以呼气流量降低为其特征

　C. 常因接触变应原、刺激物或呼吸道感染诱发

　D. 青年发病率高

2. 关于天突穴位置描述正确的是（　　　）。

　A. 位于颈前区，位于颈与胸骨的结合处的凹陷部分

　B. 位于颈部右侧

　C. 位于颈部左侧

　D. 位于下颌正中

3. 下列说法错误的是（　　　）。

　A. 中医把哮喘分属"哮"和"喘"两个范畴

　B. 哮喘中哮以声响名，喘以气息言

　C. 天突穴位于颈前区，在颈与胸骨的结合处的凹陷部分

　D. 小儿哮喘可以自愈，不用干预

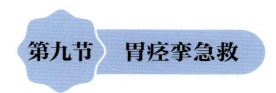

第九节 胃痉挛急救

学习目标

掌握胃痉挛的基本概念;掌握足三里穴的位置;掌握操作方法与注意事项;了解操作禁忌。

一、基本概念

胃痉挛是一种比较常见的肠胃疾病的症状,是指胃部肌肉抽搐,呈现出一种强烈的收缩状态,表现为上腹胃脘部疼痛。中医属于"胃痛""胃脘痛"的范畴。胃痉挛常见于西医消化道溃疡、胆汁反流性胃炎、浅表性胃炎、胃神经症等病。

中医学对胃痛的认识始于《黄帝内经》。《素问·六元正纪大论》云:"木郁之发,民病胃脘当心而痛。"唐代王焘《外台秘要·心痛方》云:"足阳明为胃之经,气虚逆乘而心痛,其状腹胀归于心而痛甚。谓之胃心痛也。"其亦指胃痛而言。

二、取穴法

胃痉挛发作之时用双拇指点按足三里穴可有效缓解痉挛状态,减轻疼痛。足三里位于犊鼻穴下三寸,胫骨外后侧一横指处。足三里穴具有健脾和胃、渗湿止泻、宁心止悸、益气补虚的功效及作用,为人体强壮要穴。

(一)取穴方法一

可以由外膝眼向下量四横指,或者是胫骨旁开一横指(见图8-19)。

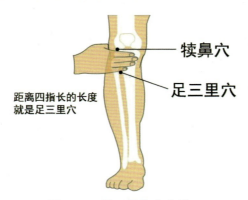

犊鼻穴

足三里穴

距离四指长的长度
就是足三里穴

图8-19 足三里取穴方法一

(二)取穴方法二

用右手掌心按准右腿膝盖顶部,让指头朝下,其中中指顶端向外指的部位就是右腿的足三里穴。换左手用同样方法可找到左腿足三里(见图8-20)。

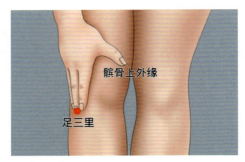

图 8-20　足三里取穴方法二

三、操作方法

操作者以双手拇指指端或者指腹施压于双侧足三里穴进行点按。常规每穴按揉时间为 1～3 min，每分钟按揉 20 次，时长可因人及病情辩证增减。待有酸痛麻胀感后 3～5 min，胃痛可以减轻。按揉穴位时要集中力量，使患者有明显酸痛感并向小腿放射，以达到针刺效果。

四、注意事项

患者精神极度紧张或极度疲劳的时候，应休息 10 min，可缓解紧张，消除疲劳，有利于点穴的疗效。在患者饭后和饭前点穴，不能用重手法。否则，容易使患者趋于疲劳。饭后点穴，须相隔 30 min。

五、操作禁忌

患者过饥过饱，不宜点穴，否则有害；患者在惊恐、愤怒时，禁忌点穴。

课后复习题

1. 下列关于胃痉挛说法错误的是（　　）。

　　A. 中医属于"胃痛、胃脘痛"的范畴

　　B. 是以上腹胃脘部疼痛为主症的病证

　　C. 常见于西医消化道溃疡、胆汁反流性胃炎、浅表性胃炎、胃神经症等病

　　D. 儿童发病率高

2. 足三里穴定位正确的是（　　）。

　　A. 位于犊鼻穴下三寸，胫骨外后侧一横指处

　　B. 位于犊鼻穴下一寸，胫骨外后侧一横指处

　　C. 位于犊鼻穴下两寸，胫骨外后侧一横指处

　　D. 位于阳陵泉穴下三寸，胫骨外后侧一横指处

3. 下列哪一项是足三里穴的功效及作用？（　　）

　　A. 清热解毒

　　B. 健脾和胃，渗湿止泻，宁心止悸，益气补虚，为强壮要穴

　　C. 活血化瘀

　　D. 祛风通络

第十节 肾绞痛急救

学习目标

了解肾绞痛的基本概念；掌握三阴交取穴法；掌握操作方法与注意事项；了解操作禁忌。

一、基本概念

肾绞痛属于中医"腰痛"范畴，是肾区或肋腹部突然发作的间歇或持续性、阵发性加剧的剧烈绞痛和放射痛（向下腹、外阴及大腿内侧等部位放射）。绞痛以病侧肾为主，少数可双侧性。肾绞痛多是泌尿系统结石所引起的外科急症，由于发作时疼痛剧烈，患者常苦不堪言。

二、取穴法

采用大拇指揉按三阴交穴可有效缓解肾绞痛。三阴交穴位于小腿内侧，胫骨内侧缘后方，内踝上三寸处（见图8-21）。

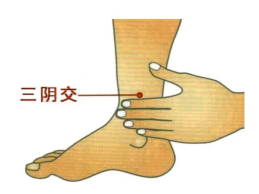

三阴交

图8-21　三阴交穴

三、操作方法与注意事项

（一）操作方法

以双手拇指指端或者指腹施压于双侧三阴交穴进行按揉，常规每穴按揉时间为1～3 min，因人及病情可辩证增减。由于接触面小，力量集中，以指代针，可以达到针刺的治疗效果。

（二）注意事项

按揉穴位时要用一定的力量，使患者有明显酸痛感；患者精神极度紧张或极度疲劳的时候，应休息10 min，可缓解紧张，消除疲劳，有利于点穴的疗效；在患者饭后和饭前点穴，不能用重手法。否则，容易使患者趋于疲劳。饭后点穴，须相隔30 min。

四、操作禁忌

患者过饥过饱，不宜点穴，否则有害；患者在惊恐、愤怒时，禁忌点穴；孕妇、月经期禁忌点此穴。

课后复习题

1. 三阴交穴定位正确的是（   ）。

    A. 位于小腿内侧，胫骨内侧缘后方，内踝上 2 寸

    B. 位于小腿内侧，内踝与跟腱之间

    C. 位于小腿内侧，胫骨内侧缘后方，内踝上 1 寸

    D. 位于小腿内侧，胫骨内侧缘后方，内踝上 3 寸

2. 下列关于肾绞痛描述不正确的是（   ）。

    A. 是肾区或肋腹部突然发作的间歇或持续性阵发性加剧的剧烈绞痛和放射痛

    B. 多是胆囊结石所引起的外科急症

    C. 发作时疼痛剧烈

    D. 绞痛以病侧肾为主，少数可双侧性

3. 按揉三阴交穴禁忌是什么？（   ）

    A. 怀孕期、月经期间   B. 发热

    C. 尿路感染   D. 高血压

参考文献

1. 中国老年保健协会,第一目击者现场救护专业委员会.现场救护第一目击者行动专家共识[J].中华急诊医学杂志,2019,28(7):810-823.

2. 张文中,姜丽.非紧急医疗救护培训教程[M].北京:北京出版社,2016.

3. 付杰.现场急救行动指南[M].海口:海南出版社,2020.

4. 陈志.初级急救员培训标准教程[M].北京:人民卫生出版社,2019.

5. 吕传柱.心肺复苏与心血管病急救指南[M].北京:科学技术文献出版社,2022.

6. 美国心脏协会.拯救心脏急救心肺复苏、自动体外除颤器学员手册[M].杭州:浙江大学出版社,2017.

7. (美)罗伊·L.艾尔森,(英)韩克依,(美)约翰·E.坎贝尔.国际创伤生命支持教程[M].陈志主译.北京:科技出版社,2021.

8. 香港圣约翰救护机构.急救证书课程手册[M].修订版.香港:香港圣约翰救护机构,2012.

9. 万雪红,卢雪峰等.诊断学[M].北京:人民卫生出版社,2018.

10. 张文武.急诊内科学[M].4版.北京:人民卫生出版社,2017.

11. 葛均波,徐永健,王辰.内科学[M].9版.北京:人民卫生出版社,2018.

12. 张波,桂莉.急危重症护理学[M].4版.北京:人民卫生出版社,2017.

13. 沈洪,刘中民.急诊与灾难医学[M].3版.北京:人民卫生出版社,2018.

14. 李宗浩.紧急医学救援[M].北京:人民卫生出版社,2013.

15. 侯世科,樊毫军.全民防灾自救知识读本——中国灾难医学初级教程[M].武汉:华中科技大学出版社.

16. 黄子通.急诊医学[M].北京:人民卫生出版社,2020.

17. 姜笃银,邵明举,王兴蕾.急救医学[M].济南:山东大学出版社,2014.

18. 谢幸,孔兆华,段涛.妇产科学[M].北京:人民卫生出版社,2018.

19. 孙英贤,赵连友,田刚等.高血压急症的问题中国专家共识[J].中华高血压杂志,2022,30(3):207-218.

20. 中华医学会呼吸病学分会哮喘学组.支气管哮喘急性发作评估及处理中国专家共识[J].中华内科杂志,2018,57(1):4-14.

21. 中华医学会.胸痛基层合理用药指南[J].中华全科医师杂志,2021,20(3):290-301.

22. 中华医学会儿科学分会神经学组.热性惊厥诊断治疗与管理专家共识[J].中华实用儿科临床杂志,2017,32(18):1379-1382.

23. 中国医学救援协会灾害救援分会.危险性化学品爆炸灾难事件医学救援专家推荐[J].中国临床医生杂志,2020,48(10):1156-1165.

24. 尹爱兵,任超.标准取穴超清大图册[M].北京:化学工业出版社,2021.

25. 高树中．一针疗法 [M]．济南：济南出版社，2007.

26. 张伯臾．中医内科学 [M]．上海：上海科学技术出版社，1996.

27. 邱茂良．针灸学 [M]．上海：上海科学技术出版社，1994.

课后复习题参考答案

第一章

第一节　1. D　2. D　3. C
第二节　1. D　2. B　3. A
第三节　1. A　2. B
第四节　1. A　2. D　3. D
第五节　1. D　2. C　3. D
第六节　1. D　2. D　3. A

第二章

第一节　1. C　2. D
第二节　1. C　2. D　3. B　4. C　5. A
第三节　1. A　2. C　3. D
第四节　1. D　2. A　3. C　4. D
第五节　1. D　2. D　3. A　4. C
第六节　1. B　2. A　3. C　4. D

第三章

第一节　1. A　2. C　3. D
第二节　1. D　2. D　3. A
第三节　1. D　2. D　3. D
第四节　1. A　2. C　3. D

第四章

第一节　1. D　2. D　3. C
第二节　1. B　2. B　3. D
第三节　1. D　2. B　3. B　4. A
第四节　1. D　2. D　3. A　4. D
第五节　1. A　2. A
第六节　1. D　2. A　3. D
第七节　1. A　2. A
第八节　1. D　2. A　3. C
第九节　1. C　2. D　3. D
第十节　1. A　2. A　3. D
第十一节　1. A　2. A　3. D

第十二节　1. A　2. B　3. C

第五章

第一节　1. A　2. B　3. D
第二节　1. A　2. A　3. B
第三节　1. D　2. A　3. A
第四节　1. D　2. D
第五节　1. D　2. D　3. D
第六节　1. A　2. C　3. B

第六章

第一节　1. B　2. D　3. D　4. D
第二节　1. D　2. C　3. D
第三节　1. D　2. B　3. D
第四节　1. A　2. D　3. C
第五节　1. C　2. A　3. D　4. D

第七章

第一节　1. D　2. C　3. C
第二节　1. D　2. D　3. C　4. C
第三节　1. A　2. C　3. C　4. D
第四节　1. D　2. D　3. B
第五节　1. B　2. D　3. D
第六节　1. D　2. B
第七节　1. D　2. A
第八节　1. A　2. D　3. A
第九节　1. D　2. D

第八章

第一节　1. D　2. C　3. A
第二节　1. C　2. C
第三节　1. B　2. D　3. D
第四节　1. B　2. D　3. D
第五节　1. C　2. B　3. D　4. A
第六节　1. A　2. D　3. D
第七节　1. B　2. A　3. D
第八节　1. D　2. A　3. D
第九节　1. D　2. A　3. B
第十节　1. D　2. B　3. A